홈푸드
다이어트

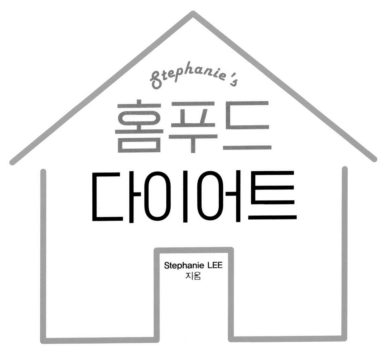

Stephanie's

홈푸드
다이어트

Stephanie LEE
지음

영양사 *Stephanie*의 맛있게 배부른 다이어트 레시피

팬덤북스

요리하는 습관이
다이어트에
좋은 이유

'신선한 재료를 골라 장바구니에 담는다.'
'재료를 흐르는 물에 씻는다.'
'먹기 좋은 크기로 썰어 놓는다.'
'끓이고 볶으며 맛있게 익을 때까지 기다린다.'
'곁들일 반찬, 수저 등과 함께 상을 차린다.'
'설거지를 포함한 뒷정리를 한다.'
일반적인 요리 과정은 이렇게 시간과 노력을 필요로 하기에 '요리가 귀찮다'는 그 마음에 깊이 공감합니다. 하지만 요리하는 습관은 다이어트에 꽤 긍정적인 역할을 하기 때문에 시도할 만한 가치가 있습니다. 왜냐? 요리에는 '기다림'이 필요하기 때문이죠. 재료 구입부터 식사 후 뒷정리까지 적어도 한 시간의 공을 들여야 만들어지는 음식은 배달 음식이나 빵, 과자와 같이 바로 먹을 수 있는 음식과는 칼로리 외에도 많은 차이가 있습니다.
첫 번째, 요리하는 사람은 먹기 위해 계속해서 움직여야 합니다. 그러니 활동 대사량5은 늘어날 수밖에 없습니다. 장 보는 과정에서 걷고, 무거운 것을 들고 이동하고, 서서 요리하고, 그릇 찾아 반찬 찾아 계속 움직이게 되니까요.

두 번째, 조리 과정에서 조금씩 맛보고 냄새를 맡는 행동이 급격한 식욕을 막아 줍니다. 실제로 종일 음식을 만드는 요리사들은 음식 냄새를 계속 맡아 식욕이 별로 없다고들 하는데요, 그래서 순간적인 충동을 참지 못하고 폭식을 하는 사람들에게는 요리하는 습관이 다이어트에 큰 도움이 됩니다.

세 번째, 보다 건강한 식재료와 조리법을 선택하게 됩니다. 설탕 대신 올리고당을, 흰쌀밥 대신 현미밥을, 좋아하는 채소를 많이 넣는 등의 소소한 변화는 장기적으로 큰 영향을 미칩니다.

네 번째, 식사량 통제가 더 쉬워집니다. 들어가는 재료의 양을 스스로 정하기 때문에 애매하게 남는 음식이 아까워 먹게 되거나 양을 초과해 먹는 일을 피할 수 있습니다. 딱 본인이 먹을 만큼만 만든다면 말이죠.

물론, 요리하는 것을 좋아하는 사람들 중에 직접 만든 요리를 많이 먹고 살이 찌는 경우도 있습니다. 하지만 그런 걱정은 붙들어 매서도 좋겠습니다. 책에는 배부르게, 맛있게 먹고도 살이 빠지는 레시피만을 엄선해서 담았으니까요.

그럼에도 '그 시간에 차라리 운동을 하고 음식은 시켜 먹겠다'고 생각하는 분들도 계실테죠? 요리가 익숙하지 않아서, 번거로워서, 집에서 음식 냄새가 나는 것이 싫어서…… 여러 이유로 요리하기가 어려울 수 있죠. 하지만 다이어트가 목표이고 요리를 해 본 적이 거의 없다면 눈 딱 감고 한 번만 시도해 보셨으면 좋겠습니다.

완성된 요리가 주는 작은 성취감, 음식 본연의 색감과 향기는 위에서 언급한 네 가지 이유 외에도 다이어터의 몸과 마음에 긍정적인 영향을 줍니다. 특히 요리를 즐기지 않았던 사람들에게 더 큰 영향력을 줄 것이라고 자신합니다.

아무쪼록 우리 손에서 만들어지는 생각보다 대단하고, 사랑스러운 요리를 기쁜 마음으로 즐겨 주시기를 바랍니다.

'홈푸드 다이어트' 이렇게 따라 해 보세요!

● **STEP 1**
문제 식습관 테스트

다이어트에 마침표를 찍는 최선의 방법인 '식습관 교정'을 위한 첫 번째 단계. 문제별 테스트를 통해 어떤 습관을 교정해야 하는지 살펴보세요!

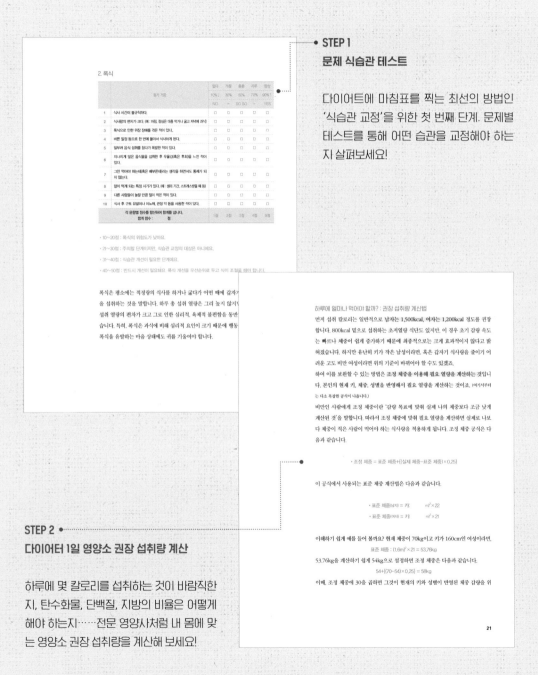

2. 폭식

평가 기준	없다 10% NO	가끔 30%	종종 50% SO SO	자주 70%	항상 90% YES
1 식사 시간이 불규칙하다.	☐	☐	☐	☐	☐
2 식사량의 편차가 크다. (예 : 아침, 점심은 대충 먹거나 굶고 저녁에 과식)	☐	☐	☐	☐	☐
3 폭식으로 인한 위장 장애를 겪은 적이 있다.	☐	☐	☐	☐	☐
4 바쁜 일정 등으로 한 번에 몰아서 식사하게 된다.	☐	☐	☐	☐	☐
5 일부러 음식 섭취를 참다가 폭발한 적이 있다.	☐	☐	☐	☐	☐
6 자극적이고 달은 음식들을 섭취한 후 우울감혹은 후회의 느낀 적이 있다.	☐	☐	☐	☐	☐
7 그만 먹어야 하는데흑은 배부른데라는 생각을 하면서도 통제가 되지 않는다.	☐	☐	☐	☐	☐
8 많이 먹게 되는 특정 시기가 있다. (예 : 생리 기간, 스트레스받을 때 등)	☐	☐	☐	☐	☐
9 다른 사람들이 놀랄 만큼 많이 먹은 적이 있다.	☐	☐	☐	☐	☐
10 식사 후 구토 유발이나 이뇨제, 관장 약 등을 사용한 적이 있다.	☐	☐	☐	☐	☐
각 문항별 점수를 합산하여 합계를 냅니다. 합계 점수: 점	1점	2점	3점	4점	5점

- 10~20점 : 폭식의 위험도가 낮아요.
- 21~30점 : 주의할 단계이지만, 식습관 교정의 대상은 아니에요.
- 31~40점 : 식습관 개선이 필요한 단계예요.
- 40~50점 : 반드시 개선이 필요해요. 폭식 개선을 우선순위로 두고 식이 조절을 해야 합니다.

폭식은 평소에는 적정량의 식사를 하거나 굶다가 어떤 때에 갑자기 (가)을 섭취하는 것을 말합니다. 하루 총 섭취 열량은 그리 높지 않더라도 섭취 열량의 편차가 크고 그로 인한 심리적, 육체적 불편함을 동반합니다. 특히, 폭식은 과식에 비해 심리적 요인이 크기 때문에 행동이 폭식을 유발하는 마음 상태에도 귀를 기울여야 합니다.

하루에 얼마나 먹어야 할까? : 권장 섭취량 계산법

먼저 섭취 칼로리는 일반적으로 남자는 1,500kcal, 여자는 1,200kcal 정도를 권장합니다. 800kcal 밑으로 섭취하는 초저열량 식단도 있지만, 이 경우 초기 감량 속도는 빠르나 체중이 쉽게 증가하기 때문에 최종적으로는 크게 효과적이지 않다고 밝혀졌습니다. 하지만 유난히 키가 작은 남성이라면, 혹은 갑자기 식사량을 줄이기 어려운 고도 비만 여성이라면 위의 기준이 바뀌어야 할 수도 있겠죠.

하여 이를 보완할 수 있는 방법은 조정 체중을 이용해 필요 열량을 계산하는 것입니다. 본인의 현재 키, 체중, 성별을 반영해서 필요 열량을 계산하는 것이고요.(여기서부터는 다소 복잡한 공식이 나옵니다.)

비만인 사람에게 조정 체중이란 '감량 목표에 맞춰 실제 나의 체중보다 조금 낮게 계산된 것'을 말합니다. 따라서 조정 체중에 맞춰 필요 열량을 계산하면 실제로 나보다 체중이 적은 사람이 먹어야 하는 식사량을 적용하게 됩니다. 조정 체중 공식은 다음과 같습니다.

- 조정 체중 = 표준 체중+{(실제 체중−표준 체중)×0.25}

이 공식에서 사용되는 표준 체중 계산법은 다음과 같습니다.

- 표준 체중(남자) = 키(m²)×22
- 표준 체중(여자) = 키(m²)×21

이해하기 쉽게 예를 들어 볼까요? 현재 체중이 70kg이고 키가 160cm인 여성이라면,

표준 체중 : (1.6m²)×21 = 53.76kg

53.76kg을 계산하기 쉽게 54kg으로 설정하면 조정 체중은 다음과 같습니다.

54+{(70−54)×0.25} = 58kg

이때, 조정 체중에 30을 곱하면 그것이 현재의 키와 성별이 반영된 체중 감량을 위

STEP 2 ●
다이어터 1일 영양소 권장 섭취량 계산

하루에 몇 칼로리를 섭취하는 것이 바람직한지, 탄수화물, 단백질, 지방의 비율은 어떻게 해야 하는지……전문 영양사처럼 내 몸에 맞는 영양소 권장 섭취량을 계산해 보세요!

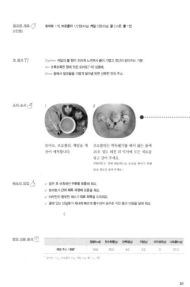

● STEP 3

홈푸드 다이어트 레시피

간단하고 가벼운 '주스&셰이크'부터 마음 편히 먹는 '다이어트 간식'까지. 집에서 흔히 볼 수 있는 식재료로 더 건강하고 맛있어진 다이어트 식단을 만들어 보세요!

● STEP 4

다이어트 상담소+다이어트 talk talk

'저염식은 꼭 해야 하는지', '운동 전과 후에는 어떻게 먹어야 하는지' 궁금하셨나요? 다이어트 상담소에서 그 해답을 찾아보세요. 중간중간 삽입된 다이어트 꿀 팁도 놓치지 마세요!

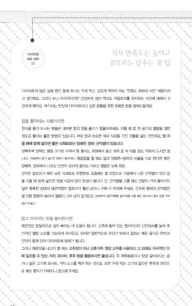

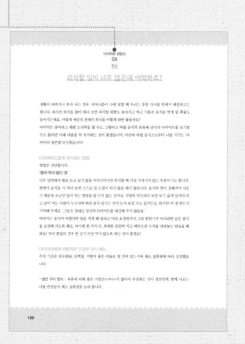

CONTENTS

PROLOGUE
요리하는 습관이 다이어트에 좋은 이유

PART 1
나는 왜 자꾸만 살이 찔까?

PART 2
홈푸드 다이어트 레시피

간단하고 가벼운 주스 & 세이크

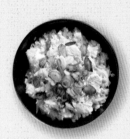

밥 없이 못 사는 다이어터를 위한 한식 반찬

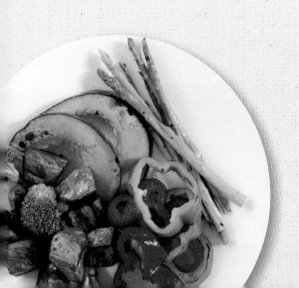

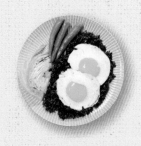

자취생을 위한 일품 요리

특별한 날을 위한 매력적인 요리

밖에서 식사해야 할 때 도시락

Alice 영양사의 마음 편히 먹는 다이어트 간식

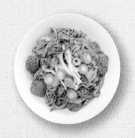

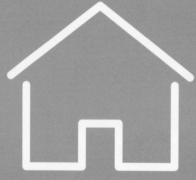

Stephanie Home Food Diet

나는 왜 자꾸만
살이 찔까?

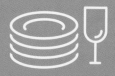

문제 식습관 테스트의 필요성

세상에는 참으로 다양한 다이어트 방법들이 있습니다. '운동, 식이 요법, 약물, 수술 등…….' 하지만 제가 다이어트 업계에 수년 간 발을 들여 놓고 지켜본 결과, 요요를 피할 수 있는 다이어트는 많지 않았습니다. 그러다 '어떻게 하면 요요 없이 다이어트를 할 수 있을까?' 하고 고민한 결과, 완벽한 정답은 아니지만, 해답으로 가져온 것이 바로 '문제 식습관 교정'입니다.

매일 소주를 한 병씩 마시던 사람이 다이어트를 결심했다면 그는 삼시 세끼 샐러드를 먹을 것이 아니라 술을 끊어야 합니다. 틈만 나면 간식을 먹던 사람이라면 간식을 통제하는 힘을 길러야 합니다. 트레드밀 위에서 매일 한 시간씩 뛰는 게 아니고요. 잠시 잠깐 샐러드 먹고 운동하는 것은 잠시 잠깐의 몸무게를 만들어 줄 뿐입니다. 평생에 걸쳐 유지 가능한 식습관과 운동 습관이 아니라면 노력을 중단했을 때 반드시 요요가 옵니다.

그래서 문제가 되는 식습관은 아예 뿌리 뽑아 버리고 유지 가능한 식사로 다이어트 식단을 채워야 합니다. 물론, 이 방법으로 단기간에 살을 쫙 빼기는 힘듭니다. 하지만 감량과 요요 사이에서 줄다리기를 그만하고 싶다면 이것만이 다이어트에 마침표를 찍는 최선의 방법이라고 자신 있게 말할 수 있습니다.

문제 식습관 테스트

문제 식습관의 종류에는 여러 가지가 있는데요, 대표적인 것이 '폭식, 과식, 간식 중독, 탄수화물 중독, 야식 중독, 과음, 고지방식, 고염분식, 거식증'입니다. 이 많은 항목들을 다 둘러보는 것은 실질적으로 어렵기 때문에 여기서는 가장 흔하면서도 다이어트에 치명적인 것 6가지를 선별했습니다.

'과식/폭식/간식/야식/고염분식/과음'

벌써부터 '이건 내 얘기야' 하는 항목들이 있나요? 스스로 조금은 느끼고 있다 하더라도 어느 정도로 심각한지는 테스트를 통해서 구체적으로 판별할 수 있을 것입니다. 자, 그럼 이제 본격적으로 어떤 문제 식습관을 가장 먼저 손봐야 하는지 알아볼까요?

1. 과식

	평가 기준	없다 10%↓ NO	가끔 30% –	종종 50% SO SO	자주 70% –	항상 90%↑ YES
1	나는 불편함을 느낄 만큼 배부르게 먹는다.	☐	☐	☐	☐	☐
2	배가 불러도 음식이 눈앞에 있으면 먹게 된다.	☐	☐	☐	☐	☐
3	음식 남기는 것을 싫어한다.	☐	☐	☐	☐	☐
4	과식으로 인한 소화 불량을 겪는다.(속 쓰림, 가스 참 등)	☐	☐	☐	☐	☐
5	식사량 조절을 시도해 본 적이 있으나 어렵다고 느낀다.	☐	☐	☐	☐	☐
6	밥 먹는 속도가 빠른 편이다.	☐	☐	☐	☐	☐
7	배부르게 먹지 못한 경우 불만족스럽고 다른 음식을 찾게 된다.	☐	☐	☐	☐	☐
8	남이 주는 음식을 거절하지 못해 배부른 상태에서도 받아먹는다.	☐	☐	☐	☐	☐
9	대식가라는 소리를 듣는다.	☐	☐	☐	☐	☐
10	고열량 식품을 선호한다. (튀긴 것, 지방 함량이 높은 육류 등)	☐	☐	☐	☐	☐
	각 문항별 점수를 합산하여 합계를 냅니다. 합계 점수 : 점	1점	2점	3점	4점	5점

• 10~20점 : 과식의 위험도가 낮아요.

• 21~30점 : 주의할 단계이지만, 식습관 교정의 대상은 아니에요.

• 31~40점 : 식습관 개선이 필요한 단계예요.

• 40~50점 : 반드시 개선이 필요해요. 과식 개선을 우선순위로 두고 식이 조절을 해야 합니다.

과식은 식사 때마다 필요 이상의 음식을 섭취하는 것으로, 하루 총 섭취 열량이 필요 열량을 초과하는 상태를 의미합니다. 가장 흔하게 나타나는 문제이지만 다른 문제 식습관에 비하면 개선이 쉬운 편입니다.

2. 폭식

	평가 기준	없다 10%↓ NO	가끔 30% –	종종 50% SO SO	자주 70% –	항상 90%↑ YES
1	식사 시간이 불규칙하다.	☐	☐	☐	☐	☐
2	식사량의 편차가 크다. (예 : 아침, 점심은 대충 먹거나 굶고 저녁에 과식)	☐	☐	☐	☐	☐
3	폭식으로 인한 위장 장애를 겪은 적이 있다..	☐	☐	☐	☐	☐
4	바쁜 일정 등으로 한 번에 몰아서 식사하게 된다.	☐	☐	☐	☐	☐
5	일부러 음식 섭취를 참다가 폭발한 적이 있다.	☐	☐	☐	☐	☐
6	지나치게 많은 음식물을 섭취한 후 우울감(혹은 후회)을 느낀 적이 있다.	☐	☐	☐	☐	☐
7	그만 먹어야 하는데(혹은 배부른데)라는 생각을 하면서도 통제가 되지 않는다.	☐	☐	☐	☐	☐
8	많이 먹게 되는 특정 시기가 있다. (예 : 생리 기간, 스트레스받을 때 등)	☐	☐	☐	☐	☐
9	다른 사람들이 놀랄 만큼 많이 먹은 적이 있다.	☐	☐	☐	☐	☐
10	식사 후 구토 유발이나 이뇨제, 관장 약 등을 사용한 적이 있다.	☐	☐	☐	☐	☐
	각 문항별 점수를 합산하여 합계를 냅니다. 합계 점수 : 점	1점	2점	3점	4점	5점

• 10~20점 : 폭식의 위험도가 낮아요.

• 21~30점 : 주의할 단계이지만, 식습관 교정의 대상은 아니에요.

• 31~40점 : 식습관 개선이 필요한 단계예요.

• 40~50점 : 반드시 개선이 필요해요. 폭식 개선을 우선순위로 두고 식이 조절을 해야 합니다.

폭식은 평소에는 적정량의 식사를 하거나 굶다가 어떤 때에 갑자기 많은 양의 음식을 섭취하는 것을 말합니다. 하루 총 섭취 열량은 그리 높지 않지만, 식사 시간대별 섭취 열량의 편차가 크고 그로 인한 심리적, 육체적 불편함을 동반한다는 특징이 있습니다. 특히, 폭식은 과식에 비해 심리적 요인이 크기 때문에 행동 교정뿐만 아니라 폭식을 유발하는 마음 상태에도 귀를 기울여야 합니다.

3. 간식 중독

	평가 기준	없다 10%↓ NO	가끔 30% −	종종 50% SO SO	자주 70% −	항상 90%↑ YES
1	식사 후 음료나 과자 등 간식을 찾게 된다.	☐	☐	☐	☐	☐
2	과자류를 직접 사 먹는다. (왼쪽부터 주 0회/1회/2회/3회/4회 이상)	☐	☐	☐	☐	☐
3	빵이나 과자 등 간식거리로 끼니를 때운다.	☐	☐	☐	☐	☐
4	스트레스를 받으면 단것이 생각난다.	☐	☐	☐	☐	☐
5	배고프지 않아도 심리적으로 뭔가 먹고 싶다는 생각이 든다.	☐	☐	☐	☐	☐
6	카페에 가면 주로 시럽이 들어간 단 음료를 주문한다.	☐	☐	☐	☐	☐
7	나의 공간(사물함, 책상 등)에 간식이 준비되어 있다.	☐	☐	☐	☐	☐
8	영화나 텔레비전을 볼 때 뭔가를 먹는다.	☐	☐	☐	☐	☐
9	간식 중에서도 열량이 높은 것을 즐겨 먹는다. (초콜릿, 아이스크림, 과자 등)	☐	☐	☐	☐	☐
10	간식을 먹지 못하거나 미리 사 두지 않으면 어딘가 찜찜하다.	☐	☐	☐	☐	☐
	각 문항별 점수를 합산하여 합계를 냅니다. 합계 점수 : 점	1점	2점	3점	4점	5점

- 10~20점 : 간식 중독의 위험도가 낮아요.

- 21~30점 : 주의할 단계이지만, 식습관 교정의 대상은 아니에요.

- 31~40점 : 식습관 개선이 필요한 단계예요.

- 40~50점 : 반드시 개선이 필요해요. 간식 중독 개선을 우선순위로 두고 식이 조절을 해야 합니다.

간식 중독은 하루 섭취 열량의 상당 부분을 간식이 차지하고 그것을 끊기 어려운 상태를 의미합니다. 간식은 탄수화물을 과다 섭취하게 만들고, 나쁜 트랜스 지방 섭취를 높이기 때문에 반드시 교정이 필요합니다.

4. 야식 중독

	평가 기준	없다 10%↓ NO	가끔 30% –	종종 50% SO SO	자주 70% –	항상 90%↑ YES
1	저녁 식사 후 습관적으로 음식물을 더 섭취한다.	☐	☐	☐	☐	☐
2	저녁에 음식물 섭취 후 2시간 이내에 잠든다.	☐	☐	☐	☐	☐
3	늦은 저녁 시간(9시 이후)에 배달 음식을 먹는다.	☐	☐	☐	☐	☐
4	늦은 시간 (술) 약속이 있어서 음식물을 섭취한다.	☐	☐	☐	☐	☐
5	배가 고프면 잠이 오지 않는다고 느낀다.	☐	☐	☐	☐	☐
6	배가 고파 잠에서 깨고 음식물을 섭취한 후 다시 잠이 든다.	☐	☐	☐	☐	☐
7	저녁 9시~취침 전 사이에 식욕을 강하게 느끼는 때가 있다.	☐	☐	☐	☐	☐
8	가족 등 같이 사는 사람들이 야식을 즐긴다.	☐	☐	☐	☐	☐
9	야식을 고열량으로 섭취한다.	☐	☐	☐	☐	☐
10	야식을 먹고 나서 살이 쪘다고 느낀다.	☐	☐	☐	☐	☐
	각 문항별 점수를 합산하여 합계를 냅니다. 합계 점수 : 점	1점	2점	3점	4점	5점

• 10~20점 : 야식 중독의 위험도가 낮아요.

• 21~30점 : 주의할 단계 이지만, 식습관 교정의 대상은 아니에요.

• 31~40점 : 식습관 개선이 필요한 단계예요.

• 40~50점 : 반드시 개선이 필요해요. 야식 중독 개선을 우선순위로 두고 식이 조절을 해야 합니다.

늦은 저녁 시간에 습관적으로 고열량의 음식물을 먹는데, 그때 섭취하는 음식물이 하루 섭취 열량의 상당 부분을 차지할 경우 야식 중독이라고 합니다. 늦은 시간의 음식물 섭취는 소화도 잘 안 되고 깊은 수면도 방해합니다. 살이 찌는 것은 당연하고요.

*만약 낮과 밤이 바뀐 생활 패턴을 가지고 있어 야식이 불가피하다면 이 테스트의 결과는 일단 건너뛰겠습니다. 깨어 있는 시간 동안 먹지 말라고 할 수는 없으니까요.

5. 고염분식

	평가 기준	없다 10%↓ NO	가끔 30% –	종종 50% SO SO	자주 70% –	항상 90%↑ YES
1	식사 시 김치, 젓갈과 같은 절인 음식을 많이 먹게 된다.	☐	☐	☐	☐	☐
2	라면, 냉동식품과 같은 즉석식품을 즐겨 먹는다.	☐	☐	☐	☐	☐
3	햄, 소시지와 같은 육가공 식품을 즐겨 먹는다.	☐	☐	☐	☐	☐
4	국, 찌개의 국물을 많이 먹는다.	☐	☐	☐	☐	☐
5	하루에 두 끼 이상을 외식한다. (단체 급식, 도시락 제외)	☐	☐	☐	☐	☐
6	짭짤한 맛이 나는 과자를 선호한다.	☐	☐	☐	☐	☐
7	단체 급식이 싱겁게 느껴진다.	☐	☐	☐	☐	☐
8	내가 요리를 하면 사람들이 짜다고 한다.	☐	☐	☐	☐	☐
9	식사 시 물을 많이 마시는 편이다.	☐	☐	☐	☐	☐
10	음식이 싱거우면 맛이 없게 느껴진다.	☐	☐	☐	☐	☐
각 문항별 점수를 합산하여 합계를 냅니다. 합계 점수 : 점		1점	2점	3점	4점	5점

- 10~20점 : 고염분식의 위험도가 낮아요.

- 21~30점 : 주의할 단계이지만, 식습관 교정의 대상은 아니에요.

- 31~40점 : 식습관 개선이 필요한 단계예요.

- 40~50점 : 반드시 개선이 필요해요. 나트륨 섭취량 개선을 우선순위로 두고 식이 조절을 해야 합니다.

고염분 식습관을 가진 경우를 보면 나트륨의 하루 권장량을 훌쩍 넘겨 섭취하는데도 정작 본인은 모르고 넘어갈 때가 많습니다. 다행히 고염분 식습관은 다른 문제에 비해 교정이 쉽고 빠르게 되는 편이라 크게 걱정할 필요는 없지만, 노력 없이 된다는 뜻은 아니니 방심은 금물이에요!

6. 과음

	평가 기준	없다 10%↓ NO	가끔 30% –	종종 50% SO SO	자주 70% –	항상 90%↑ YES
1	술을 취할 때까지 마신다. (구토, 필름 끊김, 어지러움을 겪는 수준까지)	☐	☐	☐	☐	☐
2	술을 마시면 1회 권장 음주량* 이상을 마신다.	☐	☐	☐	☐	☐
3	일주일 동안 음주 횟수 (왼쪽부터 1회 이하/2회/3회/4회/5회 이상)	☐	☐	☐	☐	☐
4	술을 조금 마시느니 아예 마시지 않는 것이 낫다.	☐	☐	☐	☐	☐
5	한 달 지출 중에서 술자리로 인한 지출이 가장 크다.	☐	☐	☐	☐	☐
6	음주 다음 날 숙취 해소로 고열량 식품을 찾는다. (해장국, 라면 등)	☐	☐	☐	☐	☐
7	술자리에서 안주를 많이 먹는다.	☐	☐	☐	☐	☐
8	주당이라는 소리를 듣는다.	☐	☐	☐	☐	☐
9	혼자서도 음주를 즐기는 편이다.	☐	☐	☐	☐	☐
10	술을 줄이거나 끊으려는 시도를 했을 때, 금단 현상을 경험했다. (손 떨림, 불안, 초조 등)	☐	☐	☐	☐	☐
	각 문항별 점수를 합산하여 합계를 냅니다. 합계 점수 : 점	1점	2점	3점	4점	5점

*다이어트 중의 권장 음주량 : 소주(20도) : 남 1병, 여 1/2병, 맥주(5도) : 남 1,000cc, 여 500cc, 와인(15도) : 남 350ml, 여 175ml (한 잔 175ml), 막걸리(6~8도) : 남 800ml, 여 400ml

- 10~20점 : 과음의 위험도가 낮아요.

- 21~30점 : 주의할 단계이지만, 식습관 교정의 대상은 아니에요.

- 31~40점 : 식습관 개선이 필요한 단계예요.

- 40~50점 : 반드시 개선이 필요해요. 음주량 개선을 우선순위로 두고 조절을 해야 합니다.

과음은 알코올을 너무 많이 혹은 너무 자주 섭취하게 되는 습관으로 다이어트 중이라면 반드시 뿌리 뽑아야 합니다. 2030대 젊은 사람들의 과음은 대부분 대인 관계, 사회생활로 이어져 아예 금주는 어렵지만 대신 절주는 가능해요. (만약 점수가 40점 이상이 나왔다면 알코올 중독 증세를 의심해 봐야 합니다. 이런 경우 본인의 의지만으로는 어려울 수 있으니 전문가의 도움을 받아 볼 것을 권장합니다.)

다이어터 1일 영양소
권장 섭취량

다음은 다이어터들의 가장 흔한 고민입니다.

'건강하지만 빠르게 다이어트하려면 하루에 얼마나 먹어야 될까?'

여기서 고민이 좀 더 심화되면 이렇게 됩니다.

'탄수화물, 단백질, 지방은 어떤 비율로 얼마나 먹는 것이 좋을까?'

사실, 영양학적으로 봤을 때 비만인 사람들을 대상으로 권장하는 적정 비율은 존재
하지만 매번 그렇게 차려 먹기란 결코 쉬운 일이 아닙니다. 하지만 절대적인 기준을
알고 있으면 어설프게라도 맞추게 되므로 여기서는 학계에서 체중 감량 시에 권장
하는 '영양소 비율'과 '섭취 칼로리'를 알려드릴게요. (복잡한 것은 '딱 싫어!' 하시는 분은 마지
막에 있는 도표만 보고 결론을 얻어 가셔도 좋습니다.)

하루에 얼마나 먹어야 할까? : 권장 섭취량 계산법

먼저 섭취 칼로리는 일반적으로 남자는 1,500kcal, 여자는 1,200kcal 정도를 권장합니다. 800kcal 밑으로 섭취하는 초저열량 식단도 있지만, 이 경우 초기 감량 속도는 빠르나 체중이 쉽게 증가하기 때문에 최종적으로는 크게 효과적이지 않다고 밝혀졌습니다. 하지만 유난히 키가 작은 남성이라면, 혹은 갑자기 식사량을 줄이기 어려운 고도 비만 여성이라면 위의 기준이 바뀌어야 할 수도 있겠죠.

하여 이를 보완할 수 있는 방법은 조정 체중을 이용해 필요 열량을 계산하는 것입니다. 본인의 현재 키, 체중, 성별을 반영해서 필요 열량을 계산하는 것이죠. (여기서부터는 다소 복잡한 공식이 나옵니다.)

비만인 사람에게 조정 체중이란 '감량 목표에 맞춰 실제 나의 체중보다 조금 낮게 계산된 것'을 말합니다. 따라서 조정 체중에 맞춰 필요 열량을 계산하면 실제로 나보다 체중이 적은 사람이 먹어야 하는 식사량을 적용하게 됩니다. 조정 체중 공식은 다음과 같습니다.

- 조정 체중 = 표준 체중+{(실제 체중−표준 체중)×0.25}

이 공식에서 사용되는 표준 체중 계산법은 다음과 같습니다.

- 표준 체중(남자) = 키(m)^2×22
- 표준 체중(여자) = 키(m)^2×21

이해하기 쉽게 예를 들어 볼까요? 현재 체중이 70kg이고 키가 160cm인 여성이라면,

표준 체중 : (1.6m)^2×21 = 53.76kg

53.76kg을 계산하기 쉽게 54kg으로 설정하면 조정 체중은 다음과 같습니다.

54+{(70−54)×0.25} = 58kg

이때, 조정 체중에 30을 곱하면 그것이 현재의 키와 성별이 반영된 체중 감량을 위

한 권장 열량이 됩니다. 예시의 경우에는 '58×30=1,740kcal'가 되겠네요. 앞서 간편하게 제안했던 1,200kcal보다는 섭취량이 높지만 좀 더 적응하기 쉬운 식단이죠.

여기서 잠깐, '1,700kcal나 먹어도 과연 살이 빠질까?' 하는 의문을 갖는 분들도 계실 텐데요. 일반적으로 특별한 질병이 없는 160cm의 여성이 70kg를 유지하려면 그보다 훨씬 높은 칼로리를 섭취해야 합니다.

탄수화물, 단백질, 지방의 비율은 어떻게 해야 할까?

학계에서는 당질이라 일컫는 탄수화물은 전체 칼로리의 55, 단백질은 20, 지방은 25정도 되는 비율의 식단을 이상적으로 봅니다. 이 비율은 과체중, 정상 체중과 관계없이 공통입니다. 즉, 1,000kcal를 섭취하기로 했다면 탄수화물은 550kcal, 단백질은 200kcal, 지방은 250kcal 섭취해야 한다는 것입니다.

하지만 저는 개인적으로 다이어트 중에는 저탄수화물, 고단백 식단을 선호합니다. 단백질이 탄수화물에 비해 포만감이 오래 가고 소화 과정에서 더 많은 열량을 소모하기 때문이죠. 그래서 제가 추천하는 비율은 탄수화물 40, 단백질 35, 지방 25입니다. 1,000kcal를 섭취하는 사람이라면 탄수화물에서 400kcal, 단백질에서 350kcal, 지방에서 250kcal를 보충하면 되고 이는 중량(g)으로 환산하면 탄수화물은 100g, 단백질은 87.5g, 지방은 27.8g이 됩니다. 이 기준에 맞춘 식단 예시는 하루에 '바나나 2개(200g), 계란 2개(120g), 고구마 200g, 우유 300ml, 닭가슴살 250g' 정도입니다.(1,000kcal 식단의 예일 뿐 권장 사항은 아닙니다.)

지금까지 설명을 어떻게 들으셨나요? 물론, 쉽고 편한 방법은 아닙니다. 매번 이렇게 계산해서 먹을 수는 없죠. 그래서 저도 다이어트 식단을 상담하러 오시면 대략적으로 이렇게 말씀드려요.

'밥이나 면은 반으로 줄이고, 채소와 기름지지 않은 단백질 식품을 많이 드세요.'
만약 '나는 계산하는 것을 좋아한다!' 하시면 식품 정보를 검색하여 위의 비율대로

'나만의 식단'을 만들어 보는 것도 좋겠습니다.(식품안전나라_https://www.foodsafetykorea. go.kr : 식단을 짤 때 도움이 될 만한 식품별 열량과 영양소 함량 정보를 검색할 수 있습니다.)

다이어터 1일 영양소 권장 섭취 기준

	공식	특징
권장 섭취 칼로리	남자 : 1,500kcal 여자 : 1,200kcal	쉽고 간편하다.
	조정 체중×30	복잡하지만 정확하다.
권장 탄 : 단 : 지 비율(kcal기준)	55 : 20 : 25	영양학회에서 권장하는 기준
	40 : 35 : 25	스테파니 영양사가 권장하는 기준

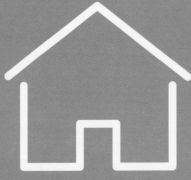

Stephanie Home Food Diet

PART
2

홈푸드
다이어트 레시피

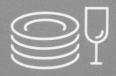

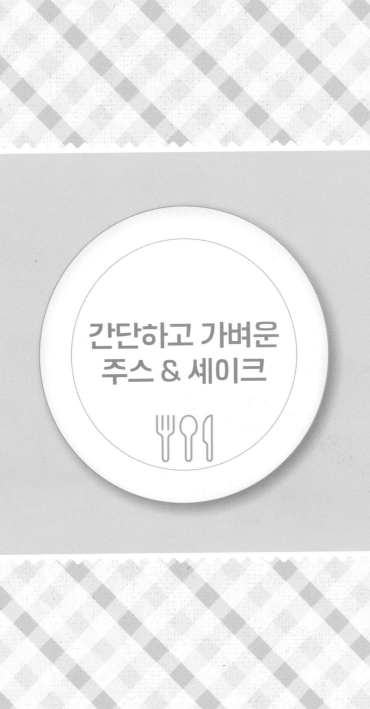

간단하고 가벼운
주스 & 셰이크

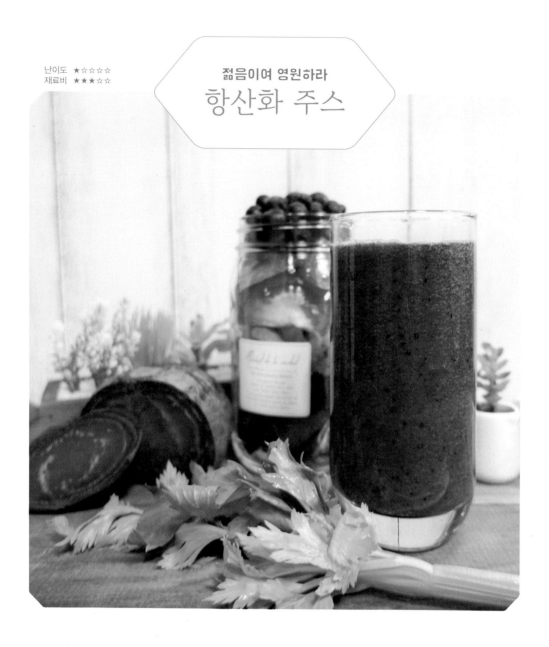

젊음이여 영원하라
항산화 주스

다이어트 때문에 홀쭉해진 얼굴. 어쩐지 탄력도 안색도 예전만 못하다면? 다이어트 성공하고 '훅 늙었다'는 소리 듣기 싫으면 세포 노화를 늦추는 항산화 식품을 섭취하자.

필요한 재료 🏷 **블루베리** 1/2컵(40g), **토마토** 1/2개(75g), **비트** 1/2컵(40g), **셀러리** 1/2대(25g), **홍초** 3스푼, **물** 1컵
(1인분)

맛 평가 🍴 *Stephanie* 비트의 치명적인 색과 홍초와 블루베리의 상큼한 맛이 매력적.

Sue 달지 않아 양심에 가책이 적은 과채 주스.

Sunny 색과 향이 정말 침샘을 자극해. 물론, 맛도 좋아!

조리 순서 🥄

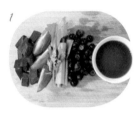 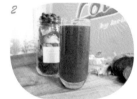

재료를 분량대로 준비합니다.   모든 재료를 믹서에 넣고 갈

(비트는 갈기 쉽게 잘라 놓습니다.)   아 줍니다.

메뉴의 장점 👌

✓ 블루베리와 비트에 풍부한 안토시아닌과 토마토에 있는 리코펜이 항산화 기능을 해요.

✓ 항산화 물질은 활성 산소로부터 세포를 보호하여 면역력 증진 및 노화 예방에 도움을 줘요.

✓ 홍초에 있는 유기산이 피로 회복 및 근육통 완화에 도움을 줘요.

영양 성분 분석 ⚖️

	열량(kcal)	탄수화물(g)	단백질(g)	지방(g)	식이섬유(g)	나트륨(mg)
항산화 주스 1회분*	78.8	17.5	2.4	0.2	4.5	49.9

* 블루베리 40g, 토마토 75g, 비트 40g, 셀러리 25g, 홍초 15g 기준

난이도 ★☆☆☆☆
재료비 ★★☆☆☆

음주 후에도 다이어트는 계속된다
해장 주스

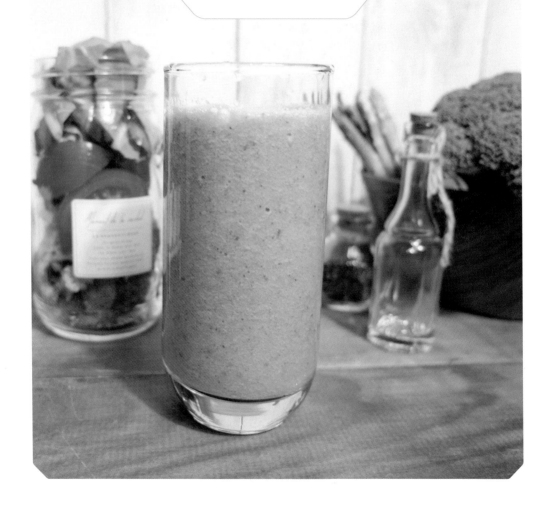

어젯밤, 의도치 않게 과음을 해 버린 나는 지금 무척이나 라면이 고프다. 순간의 유혹을 이기지 못하고 라면을 선택한다면 다이어트는 그대로 끝나 버릴 것. 지금까지 어떻게 참아 왔는데, 이대로 다이어트에 종지부를 찍을 수는 없지. 그렇다면 오늘 나의 선택은 해장 라면이 아닌 해장 주스다!

토마토 1개, **브로콜리** 1/2컵(40g), **케일** 5장(30g), **꿀** 2스푼, **물** 1컵

맛 평가 🍴

Stephanie 케일의 풀 향이 진하게 느껴져서 몸이 가볍고 정신이 맑아지는 기분.

Sue 초록초록한 향에 맛은 토마토? 아! 상큼해. ,

Sunny 몸에서 알코올을 가볍게 밀어낼 듯한 산뜻한 맛의 주스.

조리 순서 🥣

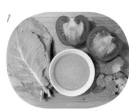

1

토마토, 브로콜리, 케일을 깨
끗이 세척합니다.

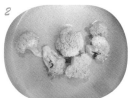

2

브로콜리는 깍둑썰기를 해서 끓는 물에
20초 정도 데친 뒤 믹서에 모든 재료를
넣고 갈아 주세요.
(비타민C는 철에 반응하므로 손실을 줄이기 위해
30초 정도만 갈아 주세요.)

메뉴의 장점 🤍

✓ 음주 후 부족해진 **수분을 보충해** 줘요.

✓ **토마토가 간의 해독** 과정에 도움을 줘요.

✓ 비타민이 풍부한 채소가 **피로 회복**을 도와줘요.

✓ 꿀에 있는 단당류가 체내에 빠르게 흡수되어 음주로 지친 몸과 마음을 달래 줘요.

영양 성분 분석 ⚖️

	열량(kcal)	탄수화물(g)	단백질(g)	지방(g)	식이섬유(g)	나트륨(mg)
해장 주스 1회분*	78.8	20.5	4.0	0.2	3	27.2

* 토마토 150g, 브로콜리 40g, 케일 30g, 꿀 10g 기준

몸과 마음을 새롭게
해독 주스

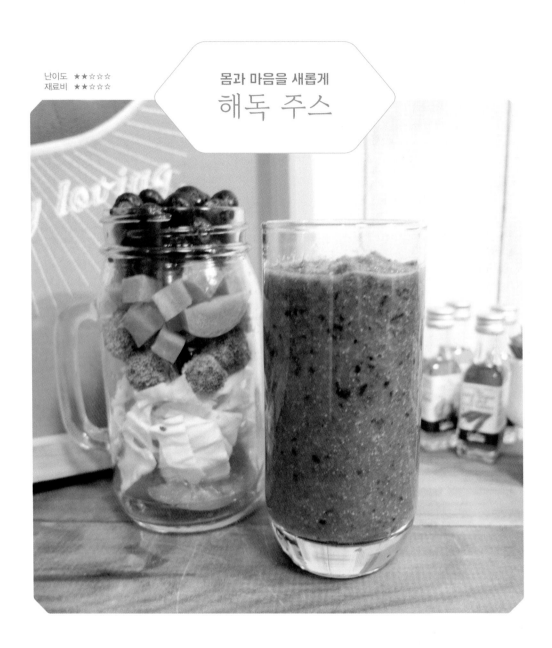

몸에 독소가 많이 쌓여 있으면 쉽게 살이 찌고 잘 빠지지도 않는다더라. 몸에 좋은 유기산과 비타민이 풍부한 주스로 내 몸 구석구석을 청소해 보자!

필요한 재료 🏷
(1인분)

브로콜리 1/2컵(40g), **양배추** 1/2컵(40g), **당근** 1/2컵(40g), **토마토** 1/2개(75g), **블루베리** 1/2컵(40g),
물 1컵

맛 평가 🍴

Stephanie 양배추와 당근 덕분에 어쩐지 배가 부르다.

Sue 채소 향이 가득해 아침마다 생각날 듯♡

Sunny 정말로 몸이 깨끗하게 비워지는 느낌!

조리 순서 🥣

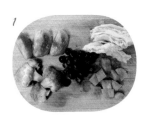

1

브로콜리, 당근, 토마토는 깍
둑썰기를 해 준비합니다.

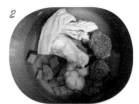

2

끓는 물에 당근, 양배추는 1분,
브로콜리는 15초 정도 데친
뒤 믹서에 모든 재료를 넣고
갈아 주세요.

메뉴의 장점 💗

✔ 세포를 보호하는 기능이 있는 **비타민C와 비타민A가** 풍부해요.

✔ 홍초에 있는 구연산이 **체내 대사를 원활하게** 하고 **피를 맑게** 해요.

✔ 블루베리는 **LDL 콜레스테롤 수치를 낮춰 주는** 프테로스틸벤이 풍부해요.

✔ 브로콜리에는 **항암 효과가** 있는 설포라판이 들어 있어요.

영양 성분 분석 ⚖

	열량(kcal)	탄수화물(g)	단백질(g)	지방(g)	식이섬유(g)	나트륨(mg)
해독 주스 1회분*	73.9	25.3	3.2	0.2	5.6	26.8

* 브로콜리 40g, 양배추 40g, 당근 40g, 블루베리 40g, 토마토 75g 기준

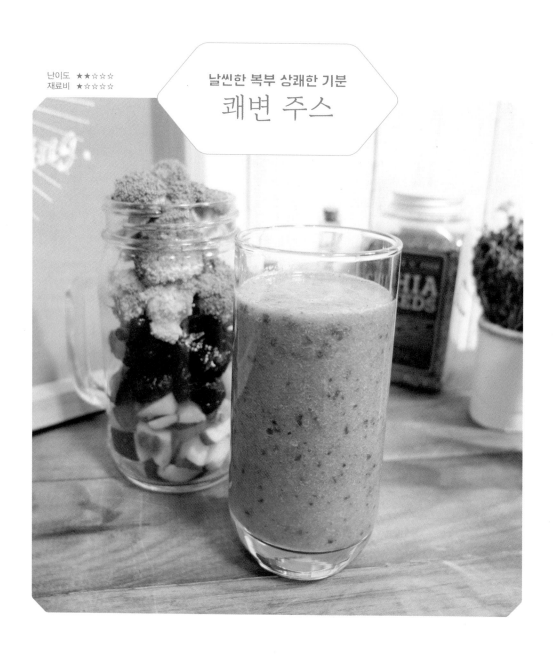

난이도 ★★☆☆☆
재료비 ★☆☆☆☆

날씬한 복부 상쾌한 기분
쾌변 주스

대장 깊은 곳에서 나의 허리둘레를 증가시키는 숙변. 네가 그곳에 머무는 것을 더는 허락하지 않겠다!

프룬(말린 자두) 4알, 사과 1/4, 브로콜리 1/2컵(40g), 물 1컵

맛 평가 🍴

Stephanie 프룬 때문에 달달하고 프룬 때문에 걸쭉해요. 그리고 정말 쾌변^^
Sunny 프룬을 좋아하지 않아 잘 먹지 않는데, 이건 맛있는 사과 주스 같다!
Sue 프룬과 사과의 조합에서 왠지 모를 홍삼 향이 난다.

조리 순서 🥣

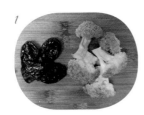

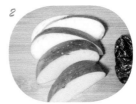

프룬은 최대한 잘게 썰어 준
비하고, 브로콜리는 끓는 물
에 15초 정도만 짧게 데쳐
주세요.

사과도 잘 갈릴 수 있도록 얇
게 썬 다음 믹서에 모든 재료
를 넣고 갈아 주세요.

메뉴의 장점 ♡

✓ 식이섬유와 펙틴이 풍부한 프룬이 **변비 해소**에 도움을 줘요.
✓ 브로콜리와 사과에도 **식이섬유가 풍부**해요.
✓ 식이섬유와 펙틴이 **포만감**을 줘요.

영양 성분 분석 📊

	열량(kcal)	탄수화물(g)	단백질(g)	지방(g)	식이섬유(g)	나트륨(mg)
쾌변 주스 1회분*	103.2	15.8	2.0	0.2	4.2	3.2

* 프룬 20g, 사과 75g, 브로콜리 40g 기준

식욕 조절이 너무 힘들어요

내 안의 또 다른 인격 '식욕'. 그동안 식욕과의 싸움에서 진 것이 비단 의지 문제였다고 생각하나요? 천만에, 번지수가 틀렸어요. 식욕 조절은 의지의 문제가 아니라 호르몬 조절의 문제랍니다. 의지에 달렸다고 생각했던 식욕 조절이 실은 내 몸에 흐르는 호르몬 때문이었다면 호르몬 조절을 위한 몇 가지 지침만 익혀도 식욕과의 전쟁에서 손쉬운 승리를 거두게 될 거예요. 피 말리는 정신력 싸움 없이도 자연스럽게 식이 조절을 할 수 있다는 말이죠.

식욕은 선천적인 것과도 관련이 있지만, 나의 몸 상태, 감정, 주변 환경에 두루두루 영향을 받아요. 그 영향은 몸속에서 호르몬이라는 정보로 바뀌어 식욕을 느끼게도 하고 억제시키기도 하죠. 사실 넓게 보면 식욕은 생존과 직결되는 필수적인 반응이에요. 하지만 다이어트가 필요한 이들에게는 제발 없어졌으면 하는 것이 되었으니 지금부터 식욕 다스리는 법을 하나씩 배워 볼까요?

여기서 이야기하려는 내용은 식욕을 촉진하는 호르몬과 억제하는 호르몬, 그 호르몬들을 '통제'하는 방법, 이 두 가지입니다. 먼저 배고픔을 느끼게 하는 호르몬중에서도 대표적인 것 세 가지만 소개할게요.

배고픔을 느끼게 하는 호르몬

뉴로펩티드 Y (NPY, Neuropeptide Y)

뇌하수체에서 분비되며 신진대사를 떨어뜨려서 에너지 소모량을 줄이고 식욕을 증가시킵니다. 쉽게 몸에 에너지(체지방)를 비축하고 싶을 때 나오는 호르몬이라고 생각하면 됩니다. 대부분의 식욕촉진 호르몬이나 신경 반응들이 결과적으로 NPY 분비를 유도하기 때문에 NPY는 식욕을 느끼도록 하는 일련의 반응에서 가장 마지막 주자라고 생각해도 좋아요.

그렐린(Ghrelin)

위장에서 공복일 때 분비되며 NPY 분비를 촉진합니다. 한 시간에 한두 번씩 분비되며 지속적으로 식욕을 자극합니다. 그러니 우리는 이 호르몬 때문에라도 계속해서 음식 생각이 날 수밖에 없는 것이죠. 그렐린과 관련된 한 실험 결과를 보면 그렐린 주사를 맞은 실험자들이 주사를 맞지 않은 실험자들보다 뷔페에서 28퍼센트나 더 많은 음식물을 섭취했다고 해요. 그렐린의 파워를 단적으로 알 수 있는 실험이죠.

코티솔(Cortisol)

부신 피질에서 분비되며 스트레스에 대항하는 호르몬이라 일명 '스트레스 호르몬'으로 잘 알려져 있습니다. 스트레스를 받으면 몸을 긴장시키고 신진대사를 높여 어찌 보면 다이어트에 도움이 될 것 같은데, 만성 스트레스로 인해 장기적으로 높은 수치가 유지되면 식욕을 증가시켜 살을 찌워요. 결국, 만성 스트레스에 시달리는 현대인에게는 비만을 유도하는 호르몬이 되었죠.

다음은 포만감을 느끼게 해서 식욕을 억제해 주는 대표적인 호르몬 세 가지입니다.

포만감을 느끼게 하는 호르몬

CART(Coccain Amphetamine Regulated Transcript)

NPY와 같이 뇌하수체에서 분비되는데 역할은 정반대입니다. 신진대사를 촉진시키고 식욕을 억제하며, 인슐린 분비를 증가시켜 혈당이 세포 내로 유입돼 쓰이도록 유도하여 체내에 에너지(체지방)가 쌓이지 않도록 하는 호르몬입니다.

렙틴(Leptin)

지방 세포에서 분비되는 호르몬으로 CART 분비를 촉진하고 배고픔 신호를 차단합니다. 지방 세포에서 분비되기 때문에 비만인 사람에게서 분비되는 수치도 높아요. 그런데도 비만인 사람들이 식욕 조절이 잘 안 되는 것은 렙틴이 뇌로 신호를 전달할 때 통로가 되는 렙틴 수용체가 잘 작동하지 않아서라고 합니다. 즉 '렙틴 저항성'이 강해서 이 호르몬이 제 기능을 못 한다는 것이죠.

콜레키스토키닌 (CCK, Cholecystokinin)

소장에서 분비되는 호르몬으로 렙틴 분비를 촉진시킵니다. 음식물이 장으로 유입될 때 분비되기 때문에 밥을 먹으면 배부르다고 느끼게 해 주는 호르몬이에요.(단, 음식물을 섭취한 후 CCK가 효력을 발휘하기까지는 약 20분 정도가 걸린다고 해요.) 영양소들 중에서는 지방(그중에서도 불포화 지방산)이 CCK 분비를 유도하는 데 효과적이에요. 결국, 지방도 어느 정도 섭취해 주어야 식욕 전쟁이 쉬워진답니다.

사실 이 여섯 가지 호르몬 외에도 식욕에 영향을 미치는 요소들은 많습니다. 하지만 여기서 다 보려면 서로 벅차니까 이 정도만 할게요. 이 여섯 가지 호르몬만으로도 만들 수 있는 식욕 조절 지침은 무궁무진하니까요.

자, 그럼 이제 배고픔 호르몬은 덜 분비되게, 포만감 호르몬은 잘 분비되게 유도하는 방법들을 알아볼까요? 총 열 가지가 있는데, 저는 이것을 '식욕 조절 십계명'이라고 불러요.

식욕 조절 십계명

1. 공복 시간이 길어지지 않게 한다

배고픔 호르몬인 그렐린은 위가 비어 있는 공복에 분비된다고 했으니 굶으면서 하는 다이어트는 대놓고 식욕과 전쟁을 벌이는 행위예요. 공복 시간이 길어지게 하는 가장 흔한 예는 저녁 6시 이후로 금식하면서 다음 날 아침도 건너뛰는 거예요. 야식을 참는 것은 좋지만, 음식물 섭취는 잠들기 3~4시간 전에만 끝내면 괜찮으니 너무 이른 시간부터 금식할 필요는 없어요. 그리고 아침은 간단하게라도 반드시 챙겨 먹는 것이 좋아요.

2. 견과류나 올리브유 등 좋은 지방을 먹는다

포만감 신호를 보내는 CCK가 잘 분비되도록 하려면 불포화 지방산의 도움을 받아야 합니다. 지방은 가장 큰 열량을 내는 영양소이기 때문에 다이어터에게는 다소 불편하게 다가올 수 있어요. 하지만 최근 연구들을 보면 불포화 지방산은 오히려 체중 감량에 도움이 된다고 해요. 식품을 단순히 열량 차원으로만 생각해서는 안 된다는 것이죠. 단, 과유불급이라고 너무 많이 먹는 것은 금물! 간식이나 야식의 유혹이 심할 때 혹은 과식이 예상되는 식사를 20~30분 앞두고 한두 번 정도만 먹으면 과식, 폭식을 막는 데 도움이 될 거예요.

3. 식사 시 매운 고추를 먹자

매운 고추 속의 캡사이신 성분은 배고픔 신호가 뇌에 도달하는 것을 방해하기 때문에 식욕 조절에 도움이 돼요. 또한 신진대사를 촉진시켜서 에너지 소모량을 늘려 주기도 하고요. 매운 음식을 먹으면 몸이 뜨거워지면서 땀이 나는 것도 이와 관련된 현상이에요. 단, 떡볶이나 김치찌개처럼 고추(가루)가 들어갔지만, 매운맛과 더불어 달고 짠맛이 나는 음식은 오히려 식욕을 촉진해 과식을 유도하니 이런 종류의 매운 음식은 해당 사항이 없다는 것 명심해 주세요.

4. 혈당 지수가 낮은 식품을 먹자

혈당 지수가 높은 식품은 혈당 수치를 널뛰게 만들면서 식욕을 유발해요. 반면 혈당 지수가 낮은 식품은 포만감이 오래가기 때문에 식욕 조절에 도움이 된답니다.

(혈당 지수가 높은 식품 : 가공, 정제된 곡류 등)

5. 식이섬유가 풍부한 식사를 한다

식이섬유가 풍부한 음식은 장을 천천히 통과하기 때문에 상대적으로 긴 시간 동안 CCK 분비를 유도해요. 또한 혈당을 천천히 올리고 천천히 떨어뜨리기 때문에 포만감이 오래 가요. 식이섬유가 풍부한 식품으로는 채소, 과일, 해조류가 있고, 저녁보다는 오전에 섭취하는 것이 좋습니다.

(예 : 데친 브로콜리 한 컵 or 바나나 1개 or 사과 1/2개 정도를 아침에 섭취.)

6. 천천히 먹는다

포만감 신호가 뇌로 전달되어 영향을 발휘하기까지는 음식물 섭취 후 20분 정도가 걸려요. 그렇기 때문에 천천히 먹는 습관은 음식을 많이 섭취하기 전에 배부름을 느끼게 해서 자연스럽게 식사량을 줄여 줘요. 식사 속도가 빠른 경우 5분 이내에 식사를 마치기도 하는데 그러면 배부름을 느끼지 못해 과식하게 될 위험이 아주 높아지겠죠?

7. 과음을 자제한다

술은 포만감 호르몬인 렙틴의 분비를 저하시켜서 배부른지 모르고 계속해서 안주를 먹게 만듭니다. 그 외에도 2차, 3차 문제들을 유발하는 것이 과음이니 다이어트를 작정한 기간만이라도 최대한 피해야 합니다.

8. 숙면을 충분히 취한다

수면 부족은 운동의 효율을 떨어뜨릴 뿐만 아니라 다음 날 식욕이 잘 통제되지 않게 만듭니다.

9. 물부터 한잔

우리의 뇌는 식욕과 갈증을 잘 구분하지 못한다고 합니다. 즉, 체내 수분이 부족해도 빵이 먹고 싶어질 수 있다는 것이죠. 그러니 식사 때가 아님에도 음식 생각이 간절하다면 꼭 물부터 한잔(300ml) 마셔 보세요. 물을 마신 뒤 5분 이내로 식욕이 감소했다고 느낀다면 그것은 확실하게 음식이 아닌 수분이 필요한 상황이었다고 볼 수 있어요.

10. 20분 운동하기

왠지 가장 지키지 않을 것 같은 부분인데, 효과는 확실하니 추천해 볼게요! 유산소 운동은 그렐린 수치를 떨어뜨리고 식욕 억제 호르몬 수치를 높여 줍니다. 그렇기 때문에 숨이 찰 정도의 유산소 운동은 즉각적으로 식욕을 감소시키는 데 도움이 됩니다. 그러니 치킨 생각이 간절해지는 밤이라면 동네한 바퀴 숨차게 뛰고 오도록 해요. 열량 소모도 되고 식욕 조절도 되는 일석이조의 효과!

종종 운동 후에 식욕이 증가하는 경험을 한 사람들도 있는데, 장시간, 고강도 운동을 해서 그럴 거예요.(혹은 공복에 운동을 했거나) 이런 경우 실제로 혈당이 떨어지면서 몸에서 에너지를 (합리적으로) 필요로한다고 볼 수 있죠. 나쁜 반응이 아니니 몸을 원망할 필요는 없지만, 식욕 저하가 목적이라면 운동도가볍게 20분만 하는 것이 좋겠죠?

여기까지가 제가 제안하는 열 가지 방법입니다. 열 가지를 한 번에 하려면 힘들 테니 머릿속에 저장은 해 놓고 다섯 가지 정도만 집중적으로 지킬 것을 추천합니다. 그중에 꼭 포함됐으면 하는 것은 '천천히 먹기'와 '물 한 잔 마시기'입니다. 대단한 노력이 필요하지 않으면서도 효과는 생각보다 크게 나타나니 다른 것은 몰라도 이 둘은 지금부터 실천해 보면 어떨까요?

이제부터 불필요한 배고픔은 걸러 내고 식욕과 끝없이 씨름하던 세월은 청산해 봅시다! 분명 충분히 가능한 일이니까요.

잃어버린 턱선을 찾아서
V라인 셰이크

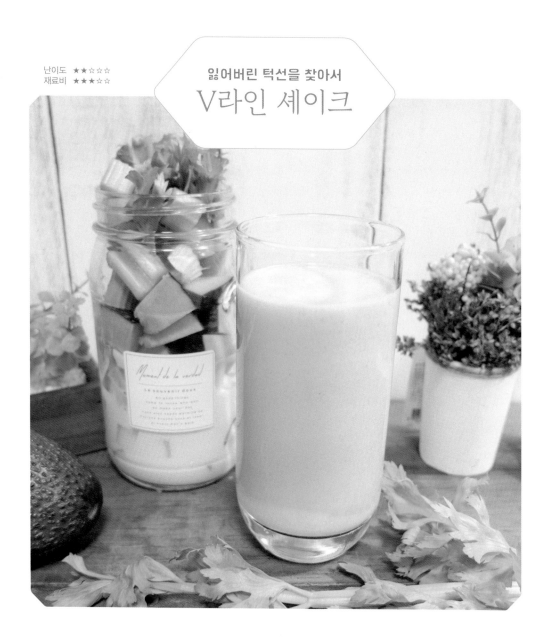

외식이 잦은 요즘. 짠 음식을 많이 먹은 탓인가? 얼굴과 몸이 붓는 느낌이다. 그렇다고 살이 찐 것은 아니니까 얼른 V라인 주스로 본래의 턱선을 되찾아야지!

필요한 재료 🏷️
(1인분) 　**호박** 1/2컵(50g), **아보카도** 1/3개(50g), **셀러리** 1/2대 (25g), **우유** 200㎖

맛 평가 🍴　　*Stephanie* 아보카도의 부드럽고 밀도 있는 식감과 호박의 달달함이 기분 좋은 맛을 선사함.
　　　　　　　　Daniel 건강의, 건강에 의한, 건강을 위한 음료였어요. (하하)
　　　　　　　　Paul 여기에 바나나를 넣으면 완벽할 것 같아.

조리 순서 🥣

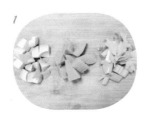
1

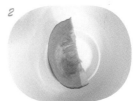
2

아보카도, 셀러리, 호박을 깍　　호박은 끓는 물에 5분 정도
둑썰기해 준비합니다.　　　　익힌 다음 믹서에 모든 재료
　　　　　　　　　　　　　　를 넣고 갈아 주세요.

메뉴의 장점 🍶

✔ 아보카도와 셀러리는 칼륨이 풍부한 식품으로 체내 나트륨 배출을 도와줍니다.
✔ 호박은 이뇨 작용을 하는 식품으로 부기 제거와 혈압 강하에 도움이 됩니다.

영양 성분 분석 ⚖️

	열량(kcal)	탄수화물(g)	단백질(g)	지방(g)	식이섬유(g)	나트륨(mg)
V라인 셰이크 1회분*	225	225	5.6	11.9	3.9	91.5

* 호박 50g, 아보카도 50g 셀러리 25g, 우유 200㎖ 기준

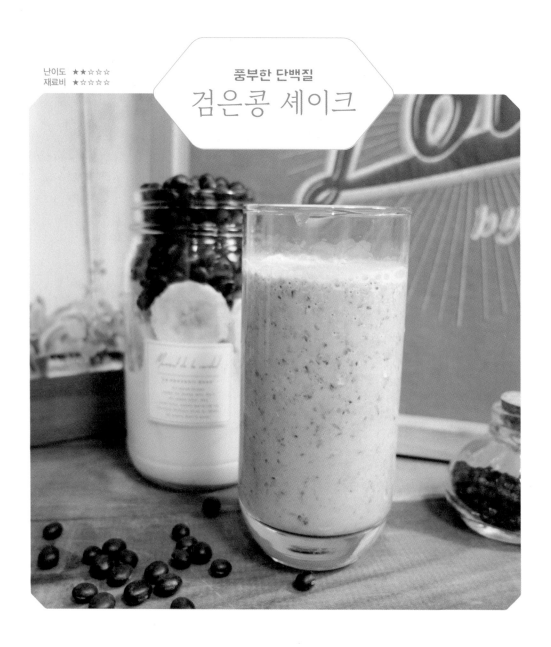

풍부한 단백질
검은콩 셰이크

닭가슴살이 질려 갈 즈음, 좀 더 깔끔하고 맛있는 단백질이 끌린다면 식물성, 동물성 단백질이 적절하게 섞인 검은콩 셰이크로 쉽고 빠르게 단백질을 보충해 보자.

마른 검은콩 1/3컵(40g), **저지방 우유** 300ml, **바나나** 1개, **꿀** 1스푼

맛 평가 🍴

Stephanie 검은콩 두유 맛을 생각했는데 전혀 다름. 훨씬 고급진 맛.

Sunny 검은콩이 이렇게 맛있을 수 있다니. 검은콩 두유도 안 먹는 나에게 진짜 이 음식은 꿀맛이다.

Sue 콩, 꿀, 우유, 도대체 무슨 짓을 한 거야?!

조리 순서 🥣

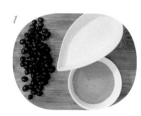

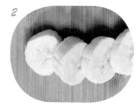

1 끓는 물에 검은콩을 10분 간 삶은 뒤 찬물에 헹굽니다.
(전날 미리 불려 놓은 검은콩을 사용
해도 좋아요.)

2 바나나는 깍둑썰기한 다음 믹서에 모든 재료를 넣고 갈아 줍니다.

메뉴의 장점 💛

✔ 검은콩은 안토시아닌 함량이 높은 블랙 푸드로 항산화 효과가 있습니다.

✔ 식물성 단백질과 동물성 단백질을 동시에 섭취할 수 있습니다.

✔ 바나나와 꿀에 들어 있는 당 성분이 단백질 흡수를 용이하게 합니다.

영양 성분 분석 📇

	열량(kcal)	탄수화물(g)	단백질(g)	지방(g)	식이섬유(g)	나트륨(mg)
검은콩 셰이크 1회분*	328	44.3	23.2	9.2	8.0	309

* 검은콩 40g, 바나나 100g, 저지방 우유 300ml, 꿀 6g 기준

근육 부자가 될 때까지
벌크업 셰이크

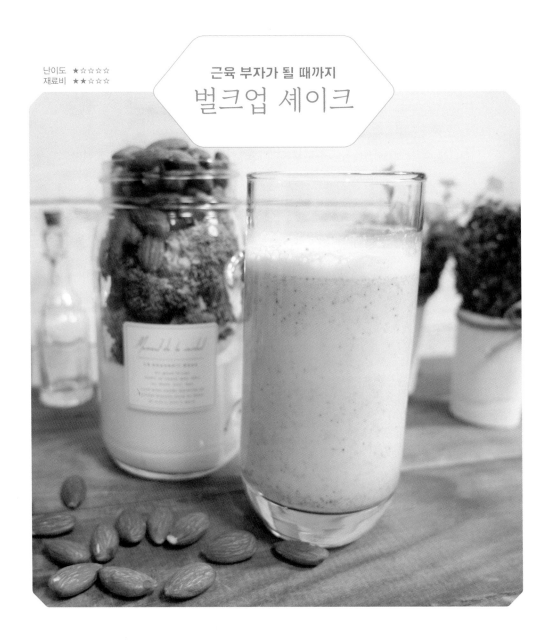

운동 후 45분 이내에 섭취하는 탄수화물과 단백질은 근육량 증가의 골든 타임! 그때를 위한 완벽한 셰이크를 소개합니다.

필요한 재료 (1인분)
우유 300ml, 꿀 3스푼, **아몬드** 10개(10g), **브로콜리** 1/2컵(40g)

맛 평가

Stephanie 갈린 아몬드와 우유가 섞였을 때부터 합격. 시중에서 판다면 매일 사 먹겠어.

Sunny 너무 맛있다. 운동을 매일 하고 싶을 만큼.

Sue 우유와 아몬드와 꿀♡ 브로콜리는 거들 뿐!

조리 순서

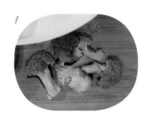
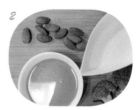

브로콜리는 깍둑썰기해서 끓는 물에 15초 정도만 데쳐 주세요.

믹서에 모든 재료를 넣고 갈아 주세요.

메뉴의 장점

✓ 단백질만 먹을 때보다 탄수화물(꿀)을 함께 섭취해 체내 흡수율이 훨씬 좋아져요.

✓ 우유 단백질은 체내 흡수 속도가 빨라 운동 후 섭취하기에 좋아요.

✓ 세포를 보호하는 기능의 **비타민E**와 **비타민C**가 들어 있어요.

영양 성분 분석

	열량(kcal)	탄수화물(g)	단백질(g)	지방(g)	식이섬유(g)	나트륨(mg)
벌크업 셰이크 1회분*	311.4	27.6	15.6	14.5	1.5	153.6

* 우유 300ml, 브로콜리 40g, 아몬드 10g, 꿀 18g 기준

난이도 ★★☆☆☆
재료비 ★★☆☆☆

낮은 칼로리 미친 포만감
포만감 셰이크

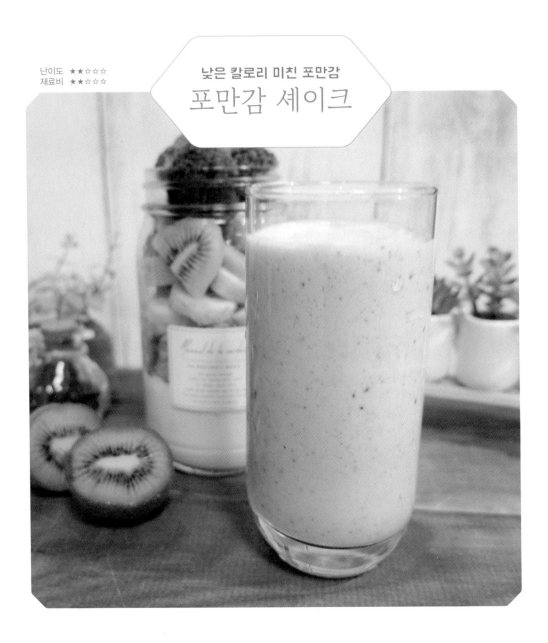

웬만큼 먹어서는 간에 기별도 안 오는 푸드 파이터에게 이 셰이크를 바칩니다……cheers!

필요한 재료
(1인분)
바나나 1개(작은 것 기준), 키위 1개, **브로콜리** 1/2컵(40g), **무첨가 두유** 200ml, **저지방 우유** 200ml

맛 평가

Stephanie 바나나와 키위가 들어가 달콤, 상콤하면서 우유와 두유 덕에 고소한 맛까지 잡았다.

Sunny 바나나의 부드러운 든든함과 키위의 상큼함 덕에 식사와 후식을 한 번에 해결한 듯한 느낌.

Sue 바나나×우유×두유, 트리플 든든함♡

조리 순서

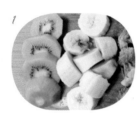

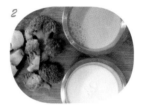

바나나, 키위는 껍질을 제거하고 깍둑썰기해 준비합니다.

브로콜리는 끓는 물에 20초 정도로 짧게 데친 뒤 믹서에 모든 재료를 넣고 갈아 주세요.

메뉴의 장점

✔ 약 800ml의 양에 400kcal이 안 되는 열량으로 성인 여성이 다이어트할 때 필요한 한 끼 식사 대용으로 적절합니다.

✔ 두유와 우유 덕분에 단백질 하루 섭취 권장량의 30퍼센트 이상이 들어가요.

✔ 채소, 과일이 충분히 들어가 비타민, 무기질 섭취에 도움이 돼요.

영양 성분 분석

	열량(kcal)	탄수화물(g)	단백질(g)	지방(g)	식이섬유(g)	나트륨(mg)
포만감 셰이크 1회분*	342.2	58.3	14.2	6.7	3.6	105.4

* 바나나 100g, 키위 90g, 브로콜리 40g, 저지방 우유 200ml, 무첨가 두유 200ml 기준

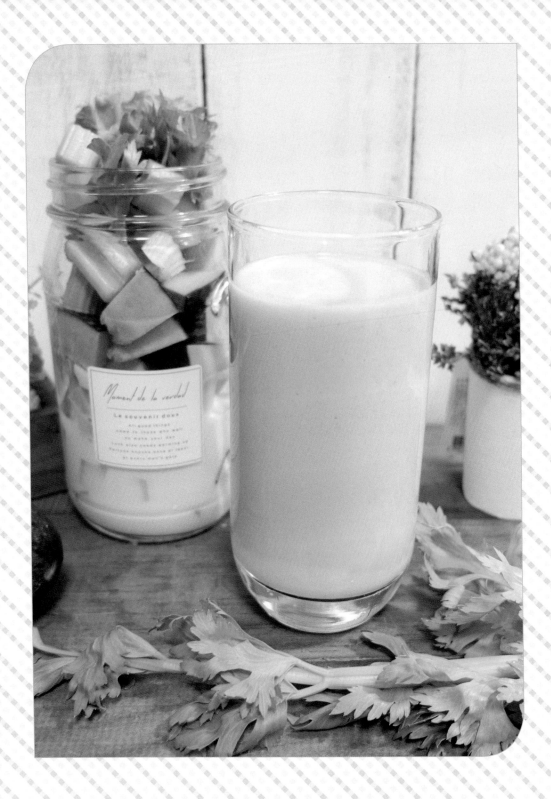

셰이크를 섭취하는
올바른 방법

종종 이런 질문을 받을 때가 있어요.

'셰이크는 씹지 않고 삼켜 마시기 때문에 소화 기관에 부담을 준다는데 사실인가요?'

그러면 저는 '네, 충분히 가능한 이야기입니다'라고 답합니다.

우리 몸의 소화 기관은 음식물 소화를 준비할 때 저작 작용(씹는 것)을 가장 먼저 신호로 받아들입니다. 천천히 음식을 씹는 동안 입안에서는 탄수화물을 분해하는 아밀라아제가 분비되고, 위에서는 단백질 소화 효소를 포함한 위액을 내보내게 되죠. 하지만 저작 작용 없이 마시고 끝나는 셰이크는 위장에서 충분한 준비를 끝내기 전에 음식물이 빠르게 통과하기 때문에 더부룩하거나 소화 흡수가 더딘 상황이 발생하게 됩니다.

그러니 셰이크나 주스를 한 끼 대용으로 먹을 때는 조금씩 나눠서 천천히 섭취하고, 씹히는 고형물이 없더라도 서너 번씩 씹고 넘기는 것이 좋습니다.

비슷한 재료의 크고 작은 차이

'설탕/올리고당/물엿', '통후추/분말 후추', '옥수수유/카놀라유/올리브유', '간장/국시장국' 등 음식의 맛을 내는 조미료들 중에는 비슷비슷해 보이는 것들이 많은데요, 보다 맛있는 요리를 위해서는 구분해서 사용하는 것이 좋습니다.

설탕/올리고당/물엿

설탕 마트에서 가장 값싸게 구할 수 있는 감미료로 대중적인 단맛을 내 어떤 요리에도 잘 어울려요.

올리고당 설탕보다 단맛은 약하지만, 장점이 많아 가정에서 설탕 대용으로 많이 사용됩니다. 설탕과 비교해 칼로리나 혈당 지수가 낮고 혈중 콜레스테롤 수치도 떨어뜨린다고 해요. 광택이 필요한 조림 요리나 볶음 요리에 설탕 대신 쓸 수 있어요.

물엿 쌀을 가공하여 만든 물엿은 올리고당과 비교해 당도도 높고 코팅력도 우수해서 주로 광택이나 점성을 높이는 데 사용됩니다. 하지만 설탕 못지않은 칼로리와 혈당 지수로 인해 적은 양의 사용을 권장합니다.

진간장/국간장/국시장국

진간장 색이 검고 쓸 정도의 진한 맛이 나며 단맛과 감칠맛이 특징입니다. 열을 가해도 그 맛이 유지돼 볶음 요리나 찜, 조림 등에 사용됩니다.

국간장 염도가 높아서 조금만 넣어도 간이 되고, 색이 옅어 국, 탕, 찌개 등에 넣어도 요리 색이 변하지 않아요.

국시장국 간장에 멸치 엑기스, 가쓰오부시 엑기스 등 감칠맛을 더할 수 있는 식품을 더 넣어 만든 간장입니다. 보통 면 요리 육수를 간편하게 내고 싶을 때 쓰는데, 간장의 쓰고 짠맛은 줄이고 감칠맛은 더 살리고 싶을 때 유용합니다.

옥수수유/올리브유/참기름

옥수수유 기름 특유의 향이 무난해서 어떤 요리와도 잘 어울리지만 주로 튀김 요리에 쓰입니다. 조리 시 깔끔하고 구수한 향과 맛을 냅니다. 특별한 향이 없어 무침이나 샐러드용으로는 쓰이지 않습니다.

올리브유 올리브유는 발화점이 낮아 볶음이나 튀김용으로는 적절하지 않습니다.(기름이 발화점 온도를 넘어가면 해로운 물질들을 만들어 내기 때문에 고온에서는 사용을 지양합니다.) 주로 잔열에서 볶거나 샐러드용으로 쓰입니다.

참기름 참기름은 한식 요리에 주로 들어가는데 오메가3가 풍부해서 건강에도 이롭습니다. 단, 불포화 지방산이 풍부한 만큼 산패도 빨라서 반드시 냉장 보관해야 합니다. 참기름 또한 발화점이 낮아서 고온에서 조리할 때는 쓰지 않는 것이 좋습니다. 잔열에 살짝 볶는 식으로 조리 마지막 단계에 넣거나 가열 조리 하지 않는 것을 추천합니다.(참고로 오메가3는 참기름보다 들기름에 더 많답니다.)

통후추/분말 후추

통후추 후추 알갱이를 으깨기 전의 상태인데, 특유의 향이 덜 날아가서 완성된 요리에 더 풍부한 향을 줍니다. 육수를 내거나 고기를 삶을 때 사용하고, 걸러 내면 잡내 제거와 더불어 깔끔한 맛을 내는 데 도움이 됩니다. 특히, 고기를 굽거나 볶을 때 으깨서 사용하면 그 진가가 크게 발휘됩니다.

분말 후추 밀가루처럼 곱게 갈린 후추는 나물이나 국과 같이 후추의 씹히는 감이 없어야 하는 요리에 주로 사용됩니다. 통후추보다는 향이 약하지만 음식에 무난하게 섞여 들어가기에는 더 적합합니다.

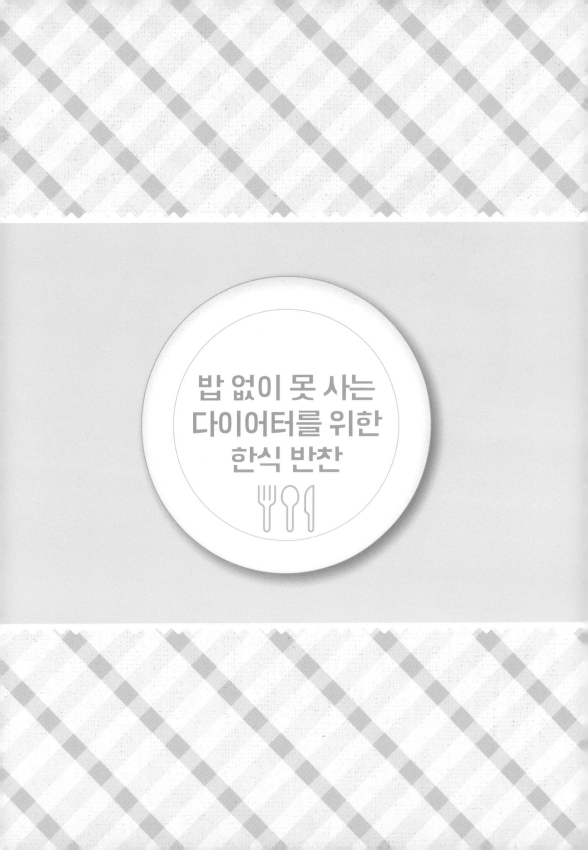

밥 없이 못 사는
다이어터를 위한
한식 반찬

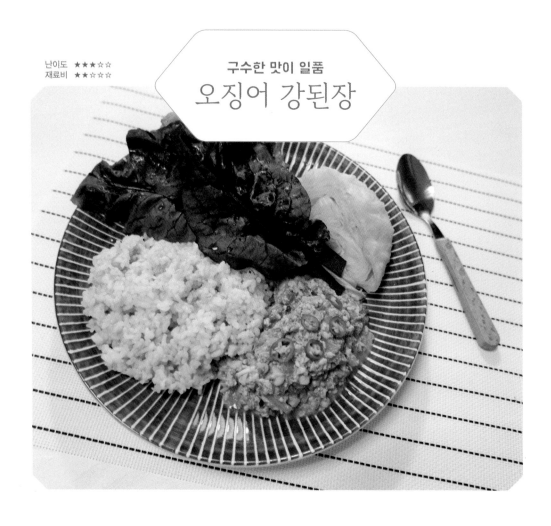

구수한 맛이 일품
오징어 강된장

필요한 재료(4회분)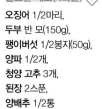

오징어 1/2마리,
두부 반 모(150g),
팽이버섯 1/2봉지(50g),
양파 1/2개,
청양 고추 3개,
된장 2스푼,
양배추 1/2통

집에서 흔히 볼 수 있는 식재료인 된장. 콩으로 만든 좋은 식품이라고 듣긴 했지만, 다이어트 중에는 저염식이 좋다니 왠지 짭짤한 된장을 멀리해야 할 것 같다. 나트륨 걱정 없이 된장을 건강하게 먹는 방법은 없을까?

맛 평가 🍴

Stephanie 두부와 채소들 덕분에 된장의 짠맛이 줄고 오징어의 쫄깃함이 밋밋할 수 있었던 식감을 확 살려 주네.

Catherine 쌈 싸서 먹으니까 정말 맛있다. 특히 양배추!

Sunny 쌈을 부르는 메뉴네! 쌈 채소랑 같이 먹어야 완성인 듯.

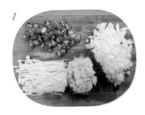

팽이버섯, 양파, 청양 고추를 다져 놓습니다.

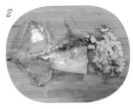

오징어도 먹기 좋게 다집니다.

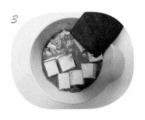

된장은 물 1/2컵에 적당히 풀고 두부는 4등분합니다.

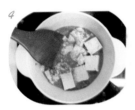

냄비에 된장과 두부를 넣고 으깨 주면서 끓입니다.

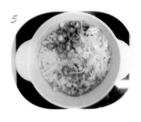

자박자박해질 즈음 오징어와 다져 놓은 채소를 모두 넣고 3분 정도만 더 끓입니다.

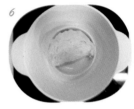

깨끗한 국자로 먹을 만큼 덜어낸 뒤에 남은 강된장은 식혀서 냉장 보관하고, 양배추는 물 반 컵과 함께 찌거나 전자레인지에 넣고 익혀 쌈으로 먹습니다.

메뉴의 장점 🧤

✓ 한 번에 많은 양을 만들어 놓으면 3~4일 간 두고 먹을 수 있는 밑반찬이 돼요. (단, 냉장 보관을 하더라도 일주일 안에 다 드실 것을 권장합니다.)

✓ 오징어에 풍부한 타우린은 체내 활성 산소를 제거해 주고 지방 조직을 조절해 비만을 억제해요.

✓ 단백질과 채소 섭취량을 늘리기에 좋은 메뉴입니다.

✓ 데친 양배추와 함께 싸 먹으면 적은 양으로도 큰 포만감을 느낄 수 있습니다.

영양 성분 분석 ⚖️

	열량(kcal)	탄수화물(g)	단백질(g)	지방(g)	식이섬유(g)	나트륨(mg)
오징어 강된장 1회분*	111.1	10.7	12.1	2.9	9.8	424.3
1회분 + 현미밥 2/3공기	345.6	62.7	16.0	5.0	11.4	425.3

* 오징어 30g, 두부 40g, 팽이버섯 12g, 양파 25g, 양배추 100g, 청양고추 10g, 된장 8g 기준

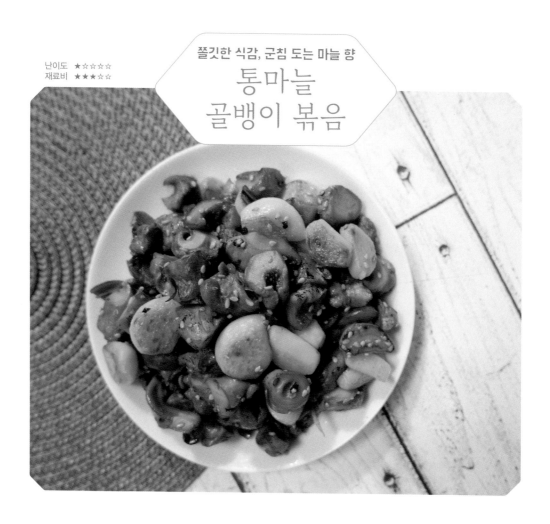

쫄깃한 식감, 군침 도는 마늘 향
통마늘
골뱅이 볶음

필요한 재료(3회분)

골뱅이 200g
통마늘 15톨
들깨 한 스푼
식용유 한 스푼
후추
소금

한창 맥주를 즐기던 시절에 즐겨 먹었던 골뱅이. 쫄깃하고 찰진 그 식감을 지금도 잊을 수가 없는데…… 의외로 저지방, 고단백인 골뱅이를 이용한 손쉬운 요리는 없을까?

맛 평가

Stephanie 마늘과 골뱅이 자체에 단맛이 있어서 특별히 간을 하지 않아도 완성도 있는 맛!

Daniel 골뱅이로 초무침만 해 먹다가 이렇게 먹으니 색다른데?

Alice 씹는 즐거움도 있고, 골뱅이 특유의 비린 맛도 안 나고 담백함!

조리 순서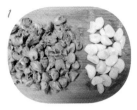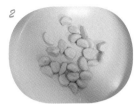

1

마늘은 껍질을 벗겨 질긴 꼭 지 부분을 제거하고, 골뱅이 는 흐르는 물에 씻어 채에 밭 쳐 수분을 충분히 제거해 먹 기 좋은 크기로 잘라 둡니다. (키친타월로 툭툭 두드려 수분을 제거 해도 좋습니다.)

2

달궈진 팬 위에 식용유를 두 르고 통마늘을 볶습니다.

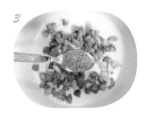

3

표면이 갈색으로 변할 즈음 골뱅이를 넣고 소금, 후추로 간을 한 뒤 3분 정도 더 볶다 가 불을 끄고 들깨를 넣어 잔 열에 볶아 줍니다.

메뉴의 장점

✓ 골뱅이는 **저지방 고단백** 식품입니다.
✓ 골뱅이에 있는 히스틴 점액이 **피부 노화 예방**에 탁월합니다.
✓ 마늘에 들어 있는 알리신 성분이 **비타민B1의 흡수율**을 높이고 장내 향균 작용을 합니다.
✓ 들깨에는 식물성 **오메가3**가 풍부합니다.

영양 성분 분석

	열량(kcal)	탄수화물(g)	단백질(g)	지방(g)	식이섬유(g)	나트륨(mg)
통마늘 골뱅이 볶음 1회분*	134.5	16.2	6.1	5.2	3.2	368.8
1회분 + 현미밥 2/3공기	369	68.2	10.1	12.0	4.8	369.8

* 골뱅이 70g, 마늘 15g, 들깨 2g, 식용유 3g 기준

난이도 ★★☆☆☆
재료비 ★★☆☆☆

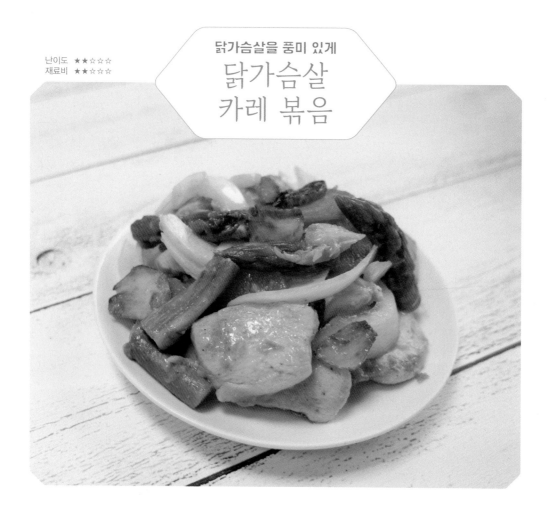

닭가슴살을 풍미 있게
닭가슴살
카레 볶음

필요한 재료(4회분)

닭가슴살 2덩이
양파 1/2개
당근 1/3개
아스파라거스 3대
통마늘 5톨
카레 가루 2스푼
식용유 한 스푼
(채소는 기호에 따라 다양하게
응용 가능합니다.)

심심한 닭가슴살이 카레와 만나니 이렇게 풍미 돋고 맛있을 수가? 심심한 다이어
트 식단에 한줄기 빛으로 내려온 카레와 닭가슴살의 조화!

맛 평가 🍴

Stephanie 카레를 즐겨 먹지 않는데도 얘는 참 괜찮네. 특히 갓 볶았을 때!

Sue 냉장 보관했다가 차갑게 먹어도 나쁘지 않은데?

Sunny 카레 양념이 묻어서 그런지 채소들도 맛있게 느껴져!

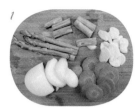

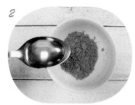

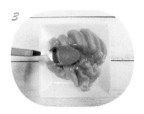

1 양파, 당근, 아스파라거스, 통마늘은 먹기 좋은 크기로 썰어 둡니다.

2 카레 가루는 물 3스푼과 섞어 페이스트 형태로 만듭니다.

3 닭가슴살은 얇게 썰어 카레 페이스트와 섞어 둡니다.

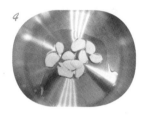

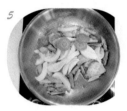

4 중간 불로 달궈진 팬 위에 식용유를 뿌리고 마늘을 넣어 갈색 빛이 돌 때까지 볶습니다.

5 팬 위에 닭가슴살, 당근, 아스파라거스, 양파 순으로 넣어가며 볶아 줍니다.

메뉴의 장점

✓ 강황(카레 가루)에 있는 커큐민이 항산화 작용을 합니다.

✓ 강황이 잡내를 없애 주어 닭가슴살을 맛있게 먹을 수 있습니다.

✓ 채소 섭취량을 늘려 포만감을 줍니다.

영양 성분 분석

	열량(kcal)	탄수화물(g)	단백질(g)	지방(g)	식이섬유(g)	나트륨(mg)
닭가슴살 카레 볶음 1회분*	114	11.1	13.6	7.8	2.0	171.6
1회분 + 현미밥 2/3공기	348.2	63.1	17.6	9.8	3.1	172.6

* 닭가슴살 50g, 양파 30g, 당근 30g, 아스파라거스 15g, 마늘 10g, 카레 가루 3g 기준

콩밥도 맛있게
모듬 콩자반

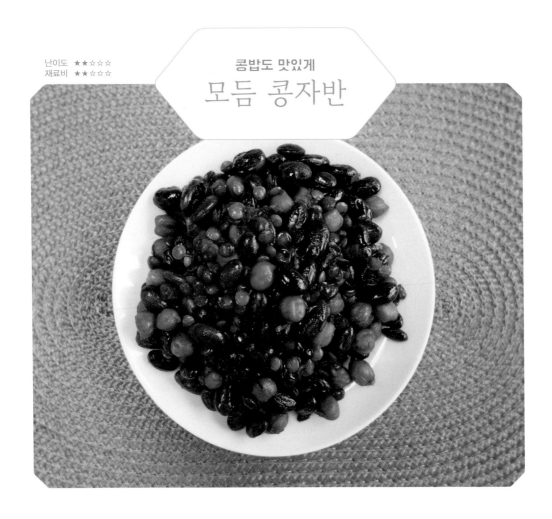

필요한 재료(10회분)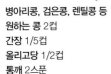

병아리콩, 검은콩, 렌틸콩 등
원하는 콩 2컵
간장 1/5컵
올리고당 1/2컵
통깨 2스푼

콩밥이 몸에 좋다는 것은 알지만 흰밥 위에 콕콕 박힌 콩을 보면 어쩐지 쏙쏙 골라 내고 싶어진다. 하지만 따뜻한 밥 한 술 위에 얹은 짭짤한 콩자반은 이상하게 끌리는 걸?

맛 평가 🍴

Stephanie 밥 맛이 나는 병아리콩이 신의 한 수.

Sue 여러 종류의 콩이 들어 있어 좋은데?

Paul 여러 가지 콩을 쓰는 시도는 좋았으나 다 까맣게 간장 물이 들어서 뭐가 뭔지…….

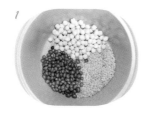

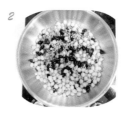

검은콩과 병아리콩은 하루 정도 물에 불려 놓거나 5분 정도 삶아 주세요.

팬에 간장과 불린 콩을 모두 넣고 섞어 가며 볶아 주세요.

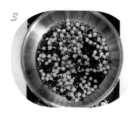

자박자박해지면 올리고당을 넣고 1분 정도 더 볶은 뒤 불을 끄고 통깨를 뿌려 주세요.

메뉴의 장점

✓ 쌀밥에 부족한 **필수 아미노산**을 콩이 채워 줘요.

✓ 검은콩에는 **나트륨 배출**을 돕는 칼륨이 풍부해요.

✓ 콩에는 단백질이 풍부해 육류나 해산물이 없는 식탁에 **단백질 공급원**이 돼요.

영양 성분 분석

	열량(kcal)	탄수화물(g)	단백질(g)	지방(g)	식이섬유(g)	나트륨(mg)
모듬 콩자반 1회분*	119.2	18.8	7.1	1.8	4.5	119.7
1회분 + 현미밥 2/3공기	353.7	70.8	11.1	3.8	5.1	120.7

* 검은콩 10g, 병아리콩 10g, 렌틸콩 10g, 간장 2g, 올리고당 8g 기준

시원, 상큼한 단백질 덩어리
닭가슴살 냉채

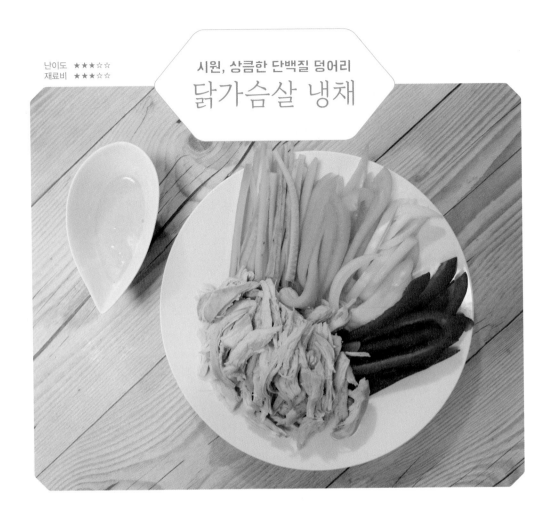

필요한 재료(4회분)

닭가슴살 2덩이
오이 1/2개
양파 1/4개
파프리카 1개
소주 1/4 컵,
소스 재료
올리고당(2), **식초**(1)
하프 마요네즈(2), **연겨자**(0.5)
후추 약간

더운 여름 다이어트하느라 지친 내게 뜨거운 국과 반찬은 너무 가혹해. 시원, 깔끔한 반찬으로 끈적끈적한 기분을 날려 주겠어!

맛 평가

Stephanie 시원한 해변가에 누워 오이 에이드(?)를 한 잔 하는 맛.

Sunny 겨자의 향이나 맛이 부담스러울 줄 알았는데 그렇지 않네.

Mommy 내 취향의 깔끔한 요리. 많이 만들어 놔.

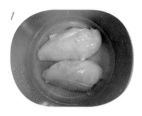

1 닭가슴살은 물 2컵, 소주 1/4 컵과 함께 약한 불에서 은근히 삶아 줍니다.

(소금과 후추를 약간 첨가합니다.)

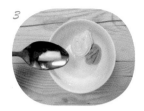

2 오이, 양파, 파프리카는 깨끗이 씻어 채 썰어 준비합니다.

3 소스 재료를 한데 섞어 준비합니다.

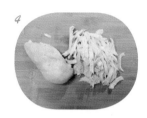

4 닭가슴살은 식으면 결대로 찢어 오이, 파프리카, 소스와 함께 섞어 줍니다.

메뉴의 장점 🖐

✓ 시원하게 먹을 수 있는 단백질 반찬입니다.

✓ 96퍼센트가 수분인 오이 덕에 수분 보충이 용이합니다.

✓ 겨자에 있는 이소티오시안염(ally isothiocyanate) 성분이 강한 항산화, 살균 기능을 합니다.

영양 성분 분석 📋

	열량(kcal)	탄수화물(g)	단백질(g)	지방(g)	식이섬유(g)	나트륨(mg)
닭가슴살 냉채 1회분*	105.6	7.2	13.1	8.4	0.9	22.0
1회분 + 현미밥 2/3공기	340.1	59.2	17.1	10.4	2.5	23

* 닭가슴살 50g, 오이 20g, 양파 20g, 파프리카 25g, 올리고당 3g, 마요네즈 3g, 식초 1g 기준

🍴

어떻게 먹는 게 가장 효율적인가요?

종일 굶고서 '난 오늘 굶었으니 저녁은 치킨이다. 오늘은 그래도 돼!'라고 생각해 본 적 있으신가요? 이렇게 '식사량만 줄이면 뭘 먹어도 상관없다'는 생각은 다소 위험해요. 왜냐하면 사람의 몸이 그리 단순하지 않기 때문이죠. 한 번은 이런 질문을 받은 적이 있어요.

"같은 칼로리라면 초콜릿을 먹나, 닭가슴살을 먹나 상관없지 않나요? 결국 살은 '운동해서 소모한 칼로리-음식으로 섭취한 칼로리'만큼 빠지는 것 아닌가요?"

물론, 일리 있는 지적이에요. 저 역시 꽤 오랫동안 저 공식에서 헤어 나오지 못했거든요. 하지만 피트니스 센터의 영양사로 일하면서 배웠어요. 저 공식은 거의 성립하지 않음을. 이 말은 움직일 필요도, 식사량을 줄일 필요도 없다는 뜻이 아니라 우리 몸이 결코 저렇게 단순하지 않음을 시사합니다.

만약 저 공식이 성립한다면 다이어트 중에는 정체기가 오면 안 됩니다. 열심히 운동하고 조금 먹는데도 찾아오는 것이 정체기니까요. 그리고 하루 한 끼만 먹으면서 폭식하는 사람과 세끼에 나눠서 적당히 먹는 사람, 혹은 밥을 먹는 사람과 간식으로 때우는 사람을 비교해도 위의 공식은 성립하지 않았어요. 하루 동안 비슷한 칼로리를 섭취했음에도 무엇을 먹었느냐가 결과를 바꿔 놓았으니까요.

이런 결과가 발생한 데는 다양한 요인이 있지만 그중에서 가장 유력한 것은 '세상에는 다양한 영양 성분들이 존재하며 기능하는 것이 다 다르다'는 사실입니다. 즉, 음식을 칼로리 차원으로만 해석하면 안 된다는 것이죠. 칼로리 외에 비타민이나 무기질, 그 외 파이토케미컬(Phytochemicals) 등이 다이어트에 직간접적으로 영향을 미치고 있으니까요. 그 예로 구체적인 예시를 두 가지만 들어 볼게요.

첫째, 지방은 몸에서 에너지로 사용될 때 아세틸(Co-A)로 분해되어야 하는데 이 과정에서 나이아신(Niacin)과 리보플라빈(Riboflabin)이라는 비타민이 작용해요. (나이아신은 육류, 생선류, 곡류에, 리보플라빈은 녹황색 채소, 버섯, 우유 등에 함유) 만약 이 영양소들의 섭취가 부진해지면 어떻게 될까요? 체지방 분해 효율이 떨어지는 것은 물론이고, 필요한 에너지를 생산하기 위해 체지방 대신 근육을 분해할 수도 있겠죠?

둘째, 초콜릿과 같이 당류 함량이 높아 순간적으로 혈당 수치를 올리는 음식들은 인슐린도 순간적으로 많이 분비합니다. 인슐린 수치가 급격히 높아지면 이미 들어온 탄수화물을 지방으로 바꿔 버리는데, 한마디로 지방 세포를 살찌워 준다는 것이죠.

그 외에도 신진대사를 높여 체지방을 분해한다고 소문난 고추의 캡사이신(Capsaicin), 비만 및 여러 질병 유발자로 악명 높은 트랜스 지방산(Trans fatty acid) 등 다이어트에 영향을 미치는 영양 성분들은 정말 많아요. 그러니 음식을 단순히 칼로리로만 해석하면 안 되는 것이죠.

다이어트 중이라면 반드시 지켜야 할 식습관
그렇다면 어떻게 먹어야 하는지 전반적으로 중요한 것만 세 가지로 요약해서 이야기할게요.

1. 끼니마다 탄수화물, 단백질, 지방이 골고루 들어간 식사를 한다
탄수화물이 풍부한 식품에 들어 있는 영양소와 단백질, 지방이 풍부한 식품에 들어 있는 영양소가 다르므로 골고루 먹는 것이 중요해요.

- 나쁜 예 : 계란과 같은 고명이 없는 면 요리(단백질 부족), 떡(단백질, 지방 부족), 과일&채소만 섭취(단백질, 지방 부족), 과자류(보통 탄수화물과 지방은 과다, 단백질, 비타민과 무기질은 부족)
- 좋은 예 : 속이 알차게 든 김밥, 소스를 적게 넣은 통밀 샌드위치, 계란 혹은 소고기를 넣은 비빔밥, 생선 구이 정식, 한정식, 샤브샤브, 월남 쌈 등

2. 자극적이지 않게 먹는다
많은 사람들이 '맵고 짠 것은 몸에 나쁘다'고 생각하는데 여기서 매운맛은 다소 억울한 경향이 있어요. 캡사이신처럼 매운맛을 내는 성분들은 식욕을 억제하고 신진대사를 높여 추가적인 열량 소모를 유도하거든요. 하지만 우리나라의 매운 음식들은 대개 짜거나 단맛을 동반해요. (대표적인 예로 떡볶이가 있죠.) 특히, 이런 자극적인 맛은 과식을 유도하니 피하는 것이 여러모로 바람직할 거예요.

3. 유기농 채소, 자연 방목해 키운 육류를 선택한다
유기농 식품과 자연 방목한 육류는 같은 품종이어도 영양학적으로 훨씬 가치 있어요. 비타민, 무기질의 함량이 더 높은 것은 물론이고, 육류의 경우 자연 방목하여 키운 것들이 지방산의 종류가 좀 더 바람직하게 구성되어 있죠. 방부제나 농약, 성장 호르몬과 같은 화학 물질로부터 멀어지는 것은 덤이고요!

계란을 더 맛있게, 더 부드럽게
반숙
계란 장조림

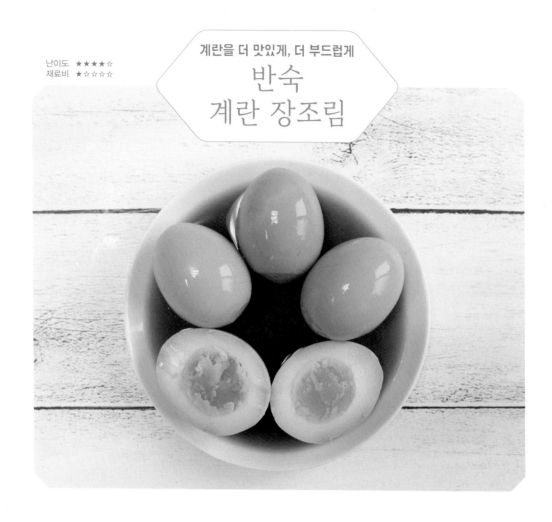

필요한 재료(5회분) 🏷

계란 10개
간장 1/2컵
국시장국 1/2컵
대파 1뿌리
마늘 10톨
양파 1/2개
청양 고추 2~3개
식초, 소금 약간
(기호에 따라서) 통후추 약간
굴 소스 1/4컵

아직도 퍽퍽한 삶은 계란만 먹니? 아직도 그냥 기름 촬촬 프라이만 먹니? 그렇다면 지금부터 계란을 대하는 색다른 방법을 소개하도록 하지.

맛 평가 🍴

Stephanie 간장 게장 뺨치는 밥도둑의 탄생!

Sunny 대박! 목 안 막히고 너무 좋다. 남자 친구 해 주게 레시피 공유 좀…….

Philip 반숙 계란만으로도 알찬 한 끼 식사를 할 수 있다니! 유난히 촉촉하고 부드러워 더 좋았다.

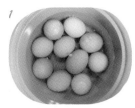

_1_

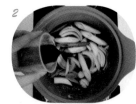

_2_

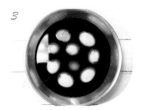

_3_

냄비에 물 7컵과 소금 식초, 계란을 넣고 끓입니다.(계란이 급격한 온도 변화에 터지지 않도록 상온 보관한 계란을 사용하는 것이 좋아요.) 물이 끓기 시작하면 5~6분 정도 뒤에 불을 꺼 주세요.(찬물에 담가 둘 때 살짝 깨 두면 나중에 껍질을 벗길 때 도움이 됩니다.)

계란을 찬물에 담가 식히는 동안 장조림 간장을 만듭니다. 냄비에 물 6컵과 간장, 국시장국(기호에 따라 굴 소스 추가)을 넣고 끓입니다. 물이 끓기 시작하면 대파, 마늘, 양파, 청양 고추(기호에 따라 통후추 추가)를 넣고 10분 정도 더 끓입니다.

불을 끄고 채소들을 거른 뒤 간장이 식는 동안 계란 껍질을 깝니다. 충분히 식은 장조림 간장과 계란을 통에 담가 하루 정도 재워 두면 간장 물이 든 반숙 장조림이 됩니다.

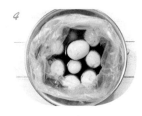

_4_

위생 비닐을 사용해 보관하면 간장 양념이 더 고루 배게 할 수 있어요.

메뉴의 장점 🧤

✓ 삶은 계란을 퍽퍽하지 않게 먹을 수 있어요.

✓ 적당히 간이 잘 배어 밥반찬으로 좋아요.

✓ 한 끼에 2개씩 먹으면 포만감이 있어요.

영양 성분 분석 ⚖

	열량(kcal)	탄수화물(g)	단백질(g)	지방(g)	식이섬유(g)	나트륨(mg)
반숙 계란 장조림 1회분*	138.4	0	11.4	0	0	185.6
1회분 + 잡곡밥 2/3공기	373	52	15.4	2.0	1.6	186.7

* 계란 100g, 국시장국 3g 기준

바삭한 감칠맛
건새우와
아스파라거스

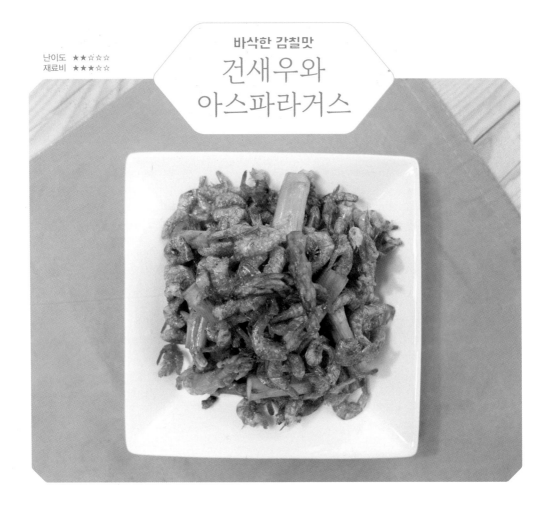

필요한 재료(4회분)

건새우 2컵
아스파라거스 5대
(동량 마늘종으로 대체 가능)
올리고당 1/4컵
국시장국 1스푼
식용유 1스푼

건새우 마늘종 볶음의 업그레이드 버전. 바삭한 식감뿐 아니라 고소한 감칠맛 때문에 매일매일 먹어도 질리지 않을 걸?

맛 평가 🍴

Stephanie 따뜻한 밥 위에 솔솔 뿌려서 한 입 가득 먹으면 행복해지는 맛.

Claire 어쩜 이렇게 바삭하게 잘 볶았지?

Philip 적당히 달달하고 짭짤해서 자꾸만 손이 가요.

조리 순서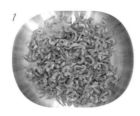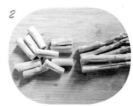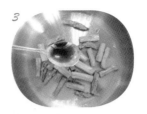

중간 불에서 건새우를 살짝 볶아 수분을 제거한 뒤 그릇에 옮겨 담습니다.

아스파라거스를 먹기 좋게 자릅니다.

아스파라거스는 식용유 1스푼과 함께 볶다가 국시장국으로 간을 맞춥니다.

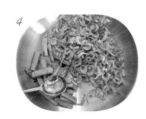

국시장국이 아스파라거스에 다 흡수되면 건새우와 올리고당을 넣고 1분 정도 더 볶아 줍니다.
(팬 위에 수분감이 없을 때 건새우를 넣어야 바삭한 식감을 살릴 수 있어요.)

메뉴의 장점

✓ 아스파라거스는 **식이섬유가 풍부**하며 **숙취 해소에 도움이 되는** 아스파라진을 함유하고 있습니다.

✓ 건새우에 풍부한 키토산은 **혈당 조절 및 유해 콜레스테롤의 체외 배출**을 돕습니다.

✓ 건새우 볶음은 다른 반찬 대비 냉장 보관 시 맛 유지 기간이 길어 밥반찬으로 두고 먹기에 좋습니다.

영양 성분 분석

	열량(kcal)	탄수화물(g)	단백질(g)	지방(g)	식이섬유(g)	나트륨(mg)
건새우와 아스파라거스 1회분*	123.7	16.2	3.9	5.1	0.5	198.9
1회분 + 잡곡밥 2/3공기	358.2	68.2	7.9	7.1	2.1	200

* 건새우 15g, 아스파라거스 20g, 올리고당 15g, 국시장국 3g, 식용유 2g 기준

지방을 태우는 칼슘 폭탄
멸치 아몬드 볶음

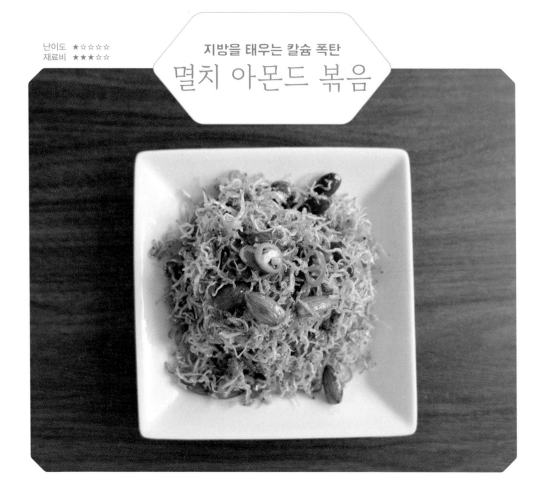

필요한 재료(10회분)

잔 멸치 2컵
아몬드 2/3컵
청양 고추 2개
올리고당 1/3컵
식용유 1스푼

칼슘이 체지방 연소에 도움이 된다는 사실을 아시나요? 칼슘의 원조 멸치와 칼슘 흡수를 돕는 비타민D가 풍부한 아몬드로 신진대사를 높여 봅시다!

맛 평가 🍴

Stephanie 따뜻한 밥 위에서 살짝 녹는 명치 볶음이야말로 원조 밥도둑!

Sunny 멸치 볶음은 보통 짜다고 느끼는데, 얘는 간이 적당한 듯 해.

Claire 바삭바삭, 과자 같은 식감이 아주 좋은데? 청양 고추와의 조화도 좋고!

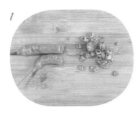
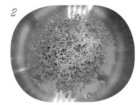
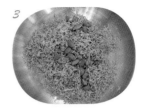

1. 청양 고추는 씻어서 먹기 좋은 크기로 썰어 둡니다.
(동그란 모양이 되도록 써는 것이 좋아요.)

2. 달궈진 팬에 식용유를 두르고 약한 불에서 약 2분간 멸치를 볶습니다.

3. 아몬드를 넣고 1분 정도 더 볶아 줍니다.

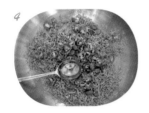

4. 불을 끄고 올리고당과 청양 고추를 넣고 잔열에 1분 정도 볶아 마무리합니다.

메뉴의 장점 🧤

✔ 멸치와 아몬드에 풍부한 칼슘은 식욕을 억제하고 에너지 소모를 높이는 데 도움이 됩니다.
✔ 아몬드에 풍부한 비타민E가 피부를 보호하고 활성 산소를 제거해 줍니다.

영양 성분 분석 ⏲

	열량(kcal)	탄수화물(g)	단백질(g)	지방(g)	식이섬유(g)	나트륨(mg)
멸치 아몬드 볶음 1회분*	93.8	4.6	6.2	6.0	1.0	88.6
1회분 + 현미밥 2/3공기	328.3	56.6	10.2	8.0	2.6	89.6

* 잔 멸치 10g, 아몬드 10g, 청양 고추 5g, 올리고당 5g 기준

난이도 ★★☆☆☆
재료비 ★☆☆☆☆

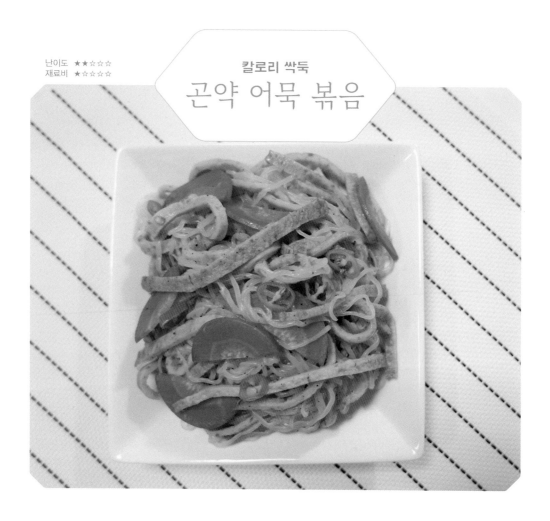

칼로리 싹둑
곤약 어묵 볶음

필요한 재료(4회분)

(실)**곤약** 100g
어묵 100g
청양 고추 2개
당근 1/4개
국시장국 2스푼
올리고당 1스푼
참기름 1/2스푼
후추 약간

다이어트한다고 사다 놓은 곤약. 포만감도 주고 쫄깃해서 좋기는 한데 아무 맛도 나지 않아 도무지 끌리지 않는다. 어떻게 하면 곤약을 맛있게 먹을 수 있을까?

맛 평가 🍴

Stephanie 실 곤약을 사용해서 만드니까 잡채밥 같은 느낌이 나는데?

Sunny 많이 먹어도 괜찮을 것 같은 느낌이 들어서 기분이 좋아.

Paul 곤약치고는 제법인데?

조리 순서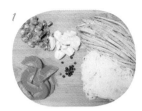

1. 곤약, 어묵, 청양 고추, 당근은 먹기 좋은 크기로 썰어 둡니다.

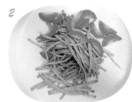

2. 달궈진 팬 위에 어묵과 당근을 먼저 넣고 2분 정도 볶습니다.

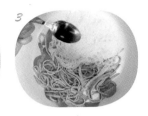

3. 그 위에 곤약과 국시장국을 넣고 2분 정도 더 볶다가 불을 끕니다.

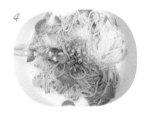

4. 청양 고추와 올리고당을 넣고 잔열에 볶아 줍니다.

메뉴의 장점

✔ 곤약은 칼로리가 매우 낮지만 포만감에는 으뜸인 식재료입니다.

✔ 어묵에서 우러나오는 감칠맛 때문에 곤약에도 풍미가 생깁니다.

✔ 부피 대비 열량이 적어 잡채밥 같은 느낌으로 밥 위에 듬뿍 얹어 먹어도 좋아요.

영양 성분 분석

	열량(kcal)	탄수화물(g)	단백질(g)	지방(g)	식이섬유(g)	나트륨(mg)
어묵 곤약 볶음 1회분*	80	11.5	3.4	3.6	0.6	254
1회분 + 현미밥 2/3공기	314.5	63.5	7.4	5.6	2.2	255

* 곤약 25g, 어묵 25g, 청양 고추 5g, 당근 20g, 국시장국 2.5g, 올리고당 2g, 참기름 1g 기준

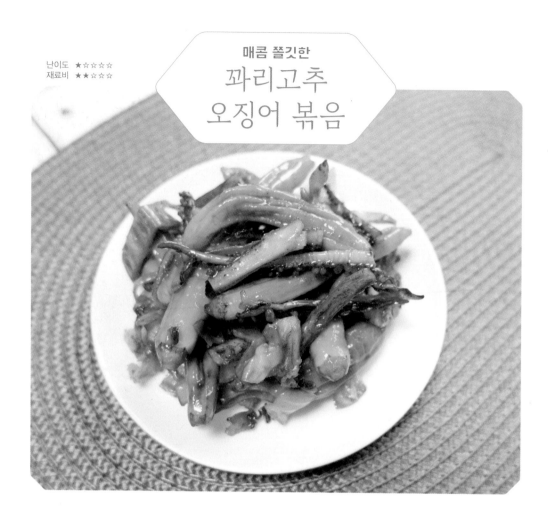

난이도 ★☆☆☆☆
재료비 ★★☆☆☆

매콤 쫄깃한
꽈리고추
오징어 볶음

필요한 재료(6회분) 🔖

반건조 오징어 1마리
꽈리고추 10개
올리고당 3스푼
국시장국 3스푼
식용유 1스푼

다이어트할 때 유독 당기는 자극적인 음식들. 매콤하고 쫄깃한 반찬으로 다이어트 식단의 지루함을 달래 보자!

맛 평가 🍴

Stephanie 생물에 비해 반건조 오징어는 감칠맛이 두 배! 덕분에 꽈리고추도 더 맛있다.

Paul 난 오징어보다 고추가 더 맛있어.

Sunny 어쩐지 맥주가 생각나는데…… 기분 탓인가?

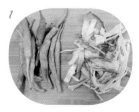

꽈리고추를 깨끗이 씻어서 물기를 제거하고 오징어는 먹기 좋은 크기로 채 썰어 둡니다.
(오징어가 너무 질기다면 두세 시간 정도 물에 불려 놓는 것도 좋습니다.)

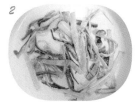

달궈진 팬에 식용유를 두르고 중간 불에서 오징어를 넣고 1분 정도만 볶습니다.

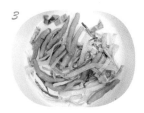

꽈리고추와 국시장국을 넣고 약한 불에서 1분 정도 볶다가 불을 끄고 올리고당을 넣은 뒤 잔열에서 섞어 줍니다.

메뉴의 장점 🥄

✓ 고추에 들어 있는 캡사이신 성분이 신진대사를 높여 **열량 소모**에 도움이 됩니다.

✓ 오징어에 풍부한 타우린은 **체내 활성 산소**를 제거해 주고 지방 조직을 조절해 **비만을 억제**합니다.

✓ 반건조 오징어의 다소 질긴 식감 덕분에 식사 속도를 늦출 수 있습니다.

영양 성분 분석 ⚖️

	열량(kcal)	탄수화물(g)	단백질(g)	지방(g)	식이섬유(g)	나트륨(mg)
꽈리고추 오징어 볶음 1회분*	62.0	2.3	10.2	1.1	1	197.7
1회분 + 잡곡밥 2/3공기	296.5	54.3	14.2	3.1	2.6	198.7

* 반건조 오징어 15g, 꽈리고추 15g, 올리고당 4g, 국시장국 2g 기준

쌀밥에 대한
오해와 진실

어떤 음식이 '살이 찐다'라는 이야기가 나왔을 때 항상 잊지 말아야 할 사실이 있습니다.

'살이 찌는 어떤 음식도 한 조각, 한 스푼으로는 절대 비만에 가까워질 수 없다.'

적정량이라는 선만 지킨다면 쌀밥도 살찌는 음식이 아닐 수 있습니다. 그렇다면 적정량은 어느 수준일까요?

제가 적정량이라고 생각하는 수준은 2/3공기입니다. 이것은 다이어터나 일반인 모두에게 권장하는 수준이에요.

하지만 밥심으로 사는 분들에게 밥량 조절은 쉽지 않은 문제인데요, 쌀을 2/3만 채우고 나머지 1/3은 콩과 같이 단백질이 풍부한 식재료로 채워 밥을 짓는다면 한 공기를 다 드셔도 괜찮습니다.

그러면 여기서 밥 한 공기의 양을 정확히 짚고 넘어가야겠네요. 보통은 210g을 밥 한 공기로 보는데, 모든 사람이 저울을 가지고 있는 것도 아니고 집마다 밥그릇의 크기가 제각각이다 보니 누군가는 한 공기 같은 두 공기를 먹고 있을 수 있어요. 그래서 직접 종이컵을 가지고 중량을 재 보았더니 측정 결과 밥 한 공기(210g)는 꽉 채운 종이컵 두 컵이고, 2/3공기는 1컵+1/3컵 정도였습니다.

그렇다고 매번 식사 때마다 밥을 종이컵에 담아 확인하라는 것은 아니고요, 대략적인 부피와 중량에 대한 감은 가지고 있으면 양 조절에 도움이 될 것 같아 알려드립니다. 탄수화물 조절은 다이어트 성패에 아주아주 중요한 영향을 미치니까요.

한식으로 다이어트할 때
지켜야 할 규칙

다이어트할 때 식단을 한식으로 하신다고 하면 걱정되는 부분이 있어요. 왜냐하면 한식은 양 조절 면에서 통제가 어려울 때가 많거든요.

예를 들어 '사과 한 개, 우유 200ml, 계란 2개'와 같은 식단은 양이 명백하고 변수가 크지 않은데, 한식의 경우에는 반찬의 양을 설명하기도 어렵고 매번 신경 쓰면서 먹는 것도 쉽지 않거든요. 예를 들어 제가 '콩나물 무침을 두 젓가락만 드세요'라고 한다거나 '장조림을 50g만 드세요'라고 한다면 서로가 너무 힘들지 않을까요? 그래서 한식으로 드실 때는 정확한 양을 생각하기보다는 몇 가지 규칙을 기억하시는 편이 좋아요.

다이어트 식단이 한식일 경우

❶ 기름진 육류나 튀긴 것은 피합니다.

❷ 국이나 찌개의 국물은 섭취하지 않습니다.

❸ 밥이나 면 요리는 나오는 양(1인분)의 2/3 이하로 섭취합니다.

❹ 채소 반찬을 항상 함께 섭취합니다.

   (기름에 흥건하게 볶은 채소는 튀긴 음식으로 보아도 무방하니 가급적 피해 주세요)

❺ 항상 단백질 섭취를 염두에 둔 식사를 합니다.

식사 만족도는 높이고
칼로리는 낮추는 꿀 팁

다이어트의 많은 실패 원인 중에 하나는 적게 먹고, 싱겁게 먹어야 하는 '만족도 최하의 식단' 때문이라고 생각해요. 그러다 보니 자극적이지만 건강하게, 많이 먹고도 저칼로리를 유지하는 식단에 대해서 고민하게 됐어요. 여기서는 맛있게 다이어트하고 싶은 분들을 위한 유용한 팁을 알려드릴게요.

밥을 좋아하는 사람이라면

한식을 즐겨 드시는 분들은 대부분 밥의 양을 줄이기 힘들어하세요. 이럴 때 밥 한 공기의 열량을 절반 정도로 줄이는 좋은 방법이 있습니다. 바로 밥과 비슷한 색과 식감을 가진 것들을 넣는 것인데요, 밥 지을 때에 함께 넣으면 좋은 식재료로는 양배추, 양파, 곤약쌀이 있습니다.

양배추와 양파는 쌀알 크기로 다져서 뜸 들이는 과정에서 넣고 섞어 준 뒤 10분 정도 익혀서 드시면 됩니다. (처음부터 같이 넣으면 양파가 물러져요.) 볶음밥을 할 때도 밥과 양배추+양파의 비율을 1:1로 한다면 볶은 양배추, 양파에서 나오는 단맛이 요리의 풍미는 더하고 열량은 낮춰 줘요.

곤약은 칼로리가 매우 낮은 식재료로 유명한데, 요즘에는 쌀 모양으로 가공해서 나온 곤약쌀이 있어 밥을 지을 때 함께 넣으면 찹쌀 식감의 밥이 완성이 됩니다. 단, 곤약쌀을 고를 때는 전분이 거의 들어가지 않은 촉촉한 상태의 생곤약쌀이 칼로리가 훨씬 낮으니 구매 시 유의해 주세요. 건조된 형태의 곤약쌀은 쌀 전분 함량이 높아서 열량이 그리 낮지 않거든요. (양배추와 생곤약쌀을 넣어 밥을 지을 때는 평소보다 물의 양을 적게 잡아 주세요.)

맵고 자극적인 맛을 좋아한다면

매운맛은 본질적으로 살이 빠지는 데 도움이 됩니다. 고추에 들어 있는 캡사이신이 신진대사를 높여 추가적인 열량 소모를 가능하게 하거든요. 하지만 일반적으로 우리가 밖에서 접하는 매운 음식은 짠맛과 단맛이 함께 있어 다이어트에 방해가 됩니다.

그러니 매운맛을 내고자 할 때는 고추장이 아닌 고춧가루, 청양 고추를 사용하고 그 외에도 자극적인 맛에 일조할 수 있는 겨자, 와사비, 후추 등을 활용하시면 좋습니다. 즉 제육볶음이나 양념 갈비보다는 굽거나 삶은 고기에 와사비, 겨자 소스를 찍어 먹는 것이죠. 또한 구워 먹는 고기의 밑간은 후추와 와인으로 해도 풍미가 더해지니 참고해 주세요.

싱거운 음식을 먹기 힘들다면(감칠맛 채수/육수)

단순한 반찬도 간만 딱 맞으면 밥도둑이 되는데, 다이어트 중에는 약간 싱겁다 싶게 드시는 것이 좋습니다. 다이어트 중에 짠 음식을 피해야 하는 이유는 나트륨이 몸을 붓게 하고 밥과 같은 탄수화물을 더 먹도록 유도하기 때문입니다.

이때, 짠맛의 빈자리를 감칠맛으로 보완하면 짜지 않게 먹고도 만족스러운 식사가 됩니다. 특히, 나트륨의 주범인 국이나 면 요리의 국물을 짠맛 대신 감칠맛으로 대체하면 국물 섭취를 부담 없이 할 수 있어요. 다음은 국물 요리 중에 감칠맛을 내줄 수 있는 식재료 소개 및 육수 혹은 채수를 활용하는 방법이에요.

• 채소류 : 표고버섯, 말린 우엉, 무, 대파, 마늘, 볶은 양파, 다시마, 통후추 등.

• 어육류 : 건새우, 조개, 닭발, 냉동 꽃게, 말린 생선 머리 혹은 껍질, 말린 멸치, 밴댕이, 가쓰오부시, 소고기 사태 등.

• 개인적으로 면 요리 육수에는 표고버섯과 가쓰오부시, 통후추를 즐겨 사용하는 편이고, 국이나 찌개에는 무, 대파, 건새우, 말린 멸치를 애용하고 있습니다. 볶음 요리에는 볶은 양파와 잘게 부순 건새우도 잘 어울려요.

• 볶은 양파는 갈색빛이 돌 때까지 볶아야 단맛과 감칠맛이 깊어집니다. 마늘도 그냥 쓸 때보다는 볶아서 사용하면 풍미가 더 깊어지니 참고해 주세요.

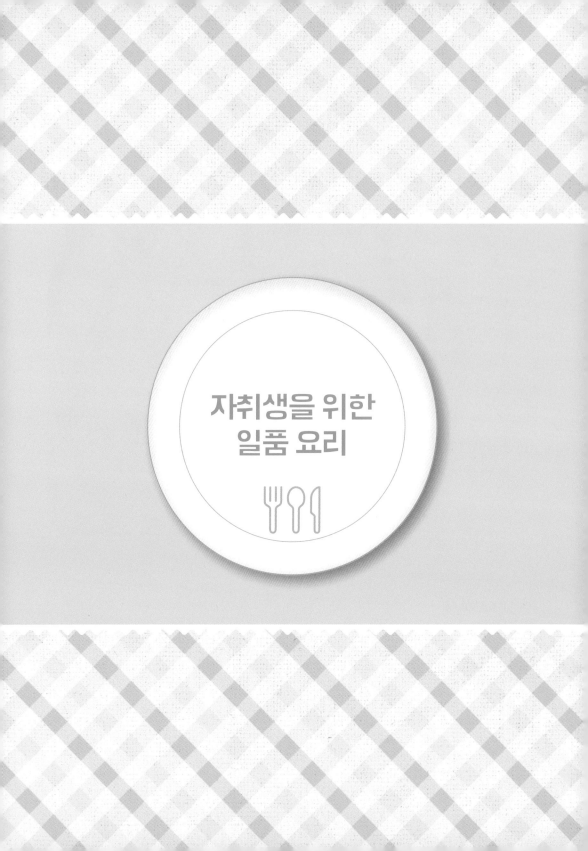

자취생을 위한
일품 요리

난이도 ★☆☆☆☆
재료비 ★☆☆☆☆

포슬포슬한 단백질 덩어리
두부
스크램블 에그

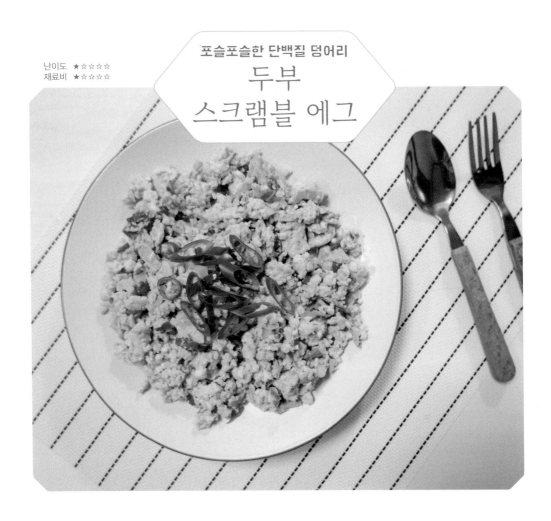

필요한 재료(1회분)

두부 한 컵(150g)
계란 2개
참치 1/3컵(30g)
양파, 당근 등 자투리 채소 조금
식용유 1/2 스푼
후추
(참치 대신 햄이나 육류로 대체해도 좋아요)

돈도 없고, 요리 실력도 없는 자취생을 위한 요리. 계란 프라이할 정도의 실력이면 누구나 할 수 있다고! 영양소 완벽한 한 끼로 걱정 없이 다이어트해 보자.

맛 평가 🍴

Stephanie 두부 덕에 더 포슬포슬해진 식감, 믿고 먹는 참치가 더해진 착한 메뉴.

Bonnie 밥처럼 팍팍 퍼먹어도 좋은데요? 담백하면서도 간이 딱 좋네요.

Sunny 간편하고 맛도 기대 이상인데? 종종 해 먹을래!

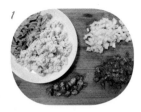

1

두부는 으깨서 준비하고 채
소는 다져 놓습니다.
(키친타월이 있다면 수분을 제거해도
좋아요.)

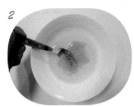

2

그릇에 계란을 풀고 후추로
밑간을 합니다.

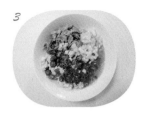

3

볼에 두부, 참치, 채소를 넣고
잘 섞어 줍니다.

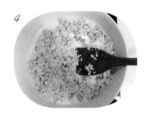

4

섞은 재료를 달궈진 팬 위에
서 익혀 줍니다.

메뉴의 장점 ♡

✓ 10분 이내로 만들 수 있는 초간단 요리입니다.

✓ **저탄수화물 고단백**의 한 끼 식사입니다.

✓ 자투리 채소를 맛있게 처리할 수 있습니다.

영양 성분 분석 ⚖️

	열량(kcal)	탄수화물(g)	단백질(g)	지방(g)	식이섬유(g)	나트륨(mg)
두부 스크램블 에그 1회분*	331	3	32.9	11.9	4	161.7
1회분 + 오렌지주스 200ml	458	21.0	34.4	11.9	4.2	173.7

* 두부 150g, 계란 100g, 참치 30g, 양파 10g, 당근 10g, 식용유 3g 기준

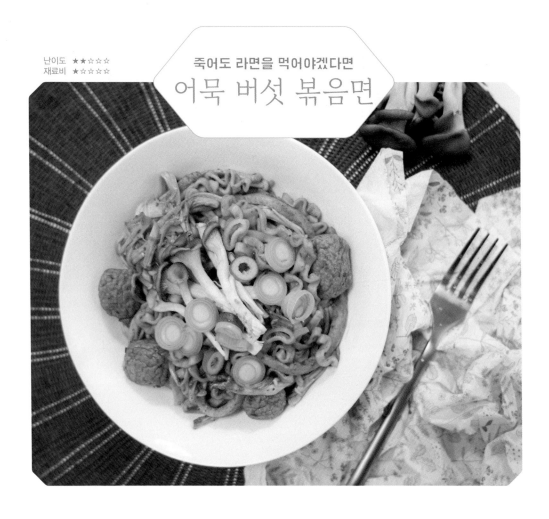

난이도 ★★☆☆☆
재료비 ★☆☆☆☆

죽어도 라면을 먹어야겠다면
어묵 버섯 볶음면

필요한 재료(2인분)

넓은 어묵 1장
느타리버섯 1팩(100g)
팽이버섯 1팩(100g)
건면 1개(튀기지 않고 건조해 만든 라면)
고춧가루 1스푼
라면 스프 2/3개(7g)
식용유 1스푼

다이어트할 때 생각나는 음식 TOP 3, 그중에 라면은 꼭 있기 마련! 라면 때문에 다이어트 포기 말고 매콤, 짭짤, 탱글탱글한 라면을 다이어트 중에도 즐겨 보자!

맛 평가

Stephanie 국물이 없다는 게 좀 아쉬울 수도 있지만 확실히 라면의 욕구는 채워 줌.

Sunny 다이어터에게 한줄기 빛과도 같은…….

Paul 생각보다 간이 잘 배어 있는데?(스프를 적게 넣어서 완전히 맛이 안 날 줄 알았는데.)

조리 순서 🥣

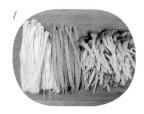

1

어묵은 얇게 채 썰어 준비하고, 느타리버섯도 먹기 좋게 다듬어 놓습니다.

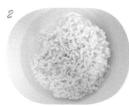

2

건면을 끓는 물에 반만 익혀 삶은 뒤 찬물에 헹궈 둡니다.

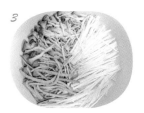

3

팬에 식용유 1스푼을 두르고 어묵, 느타리버섯, 팽이버섯 순으로 넣고 강한 불에서 1분 씩 볶아 줍니다.

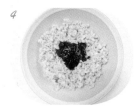

4

면과 라면 스프, 고춧가루를 미리 섞어 줍니다.
(라면 스프와 고춧가루를 물 3스푼과 섞어 넣으면 뭉치지 않아요)

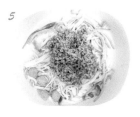

5

잘 섞어 준 다음 팬에 넣고 함께 볶습니다.

메뉴의 장점 👌

✔ 라면 스프를 2/3만 넣고도 두 사람이 싱겁지 않게 면 요리를 즐길 수 있어요.

✔ 라면보다 어묵과 버섯의 양이 많아 건강하게 먹을 수 있어요.

✔ 라면과 버섯이 주재료라서 가격도 저렴해요.

영양 성분 분석 ⚖️

	열량(kcal)	탄수화물(g)	단백질(g)	지방(g)	식이섬유(g)	나트륨(mg)
어묵 버섯 볶음면 1회분*	263.6	47.9	9.7	4.4	5.1	469.9
1회분 + 우유 한 잔 200ml	338.6	57.5	15.7	6.0	5.1	569.9

* 어묵 25g, 느타리 버섯 50g, 팽이버섯 50g, 면 60g, 라면 스프 3.5g, 고춧가루 5g, 식용유 2.5g 기준

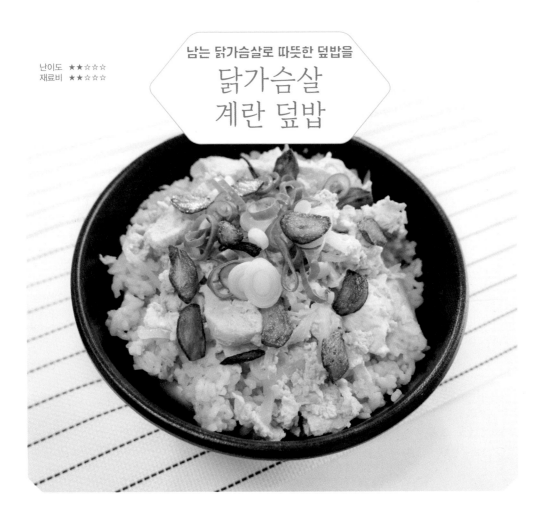

난이도 ★★☆☆☆
재료비 ★★☆☆☆

남는 닭가슴살로 따뜻한 덮밥을

닭가슴살
계란 덮밥

필요한 재료(1인분)

잡곡밥 1/2공기
닭가슴살 1덩이(혹은 1캔)
계란 1개
양파 1/2개
국시장국 1.5스푼
후추 약간(마늘, 대파가 있다면 추가)

다이어터가 가장 접근하기 쉬운 재료인 닭가슴살과 계란! 흔한 재료로 결코 흔하지 않은 요리를 만들어 보자. 그것도 아주 간.단.하.게.

맛 평가 🍴

Stephanie 따뜻하고 포근한 맛. 국시장국의 감칠맛이 빛을 발하는 메뉴.

Sunny 정말 금방 뚝딱 만들지만, 맛은 의외로(?) 깊다.

Sue 삼삼한 맛을 좋아하는 나에게 딱 맞는 요리.

조리 순서 🥣

1
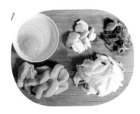
마늘, 파, 양파, 닭가슴살을 먹기 좋은 크기로 썰고 계란은 잘 풀어 줍니다.

2
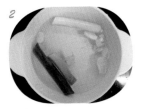
냄비에 물 1.5컵과 대파, 마늘을 넣고 끓기 시작하면 닭가슴살을 넣고 익혀 줍니다.

3
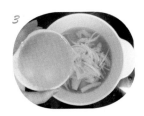
물이 절반으로 줄면 마늘과 대파는 건져 내고 계란, 양파, 국시장국, 후추를 넣고 끓여 밥 1/2공기 위에 얹어서 덮밥으로 먹으면 됩니다.

메뉴의 장점 ❤️

✓ 5분 이내로 조리할 수 있는 간단한 요리입니다.

✓ 닭가슴살과 계란이 들어가 단백질이 풍부해요.

✓ 양파에 있는 알리신 성분이 몸을 따뜻하게 하고 비타민B1의 흡수를 도와줘요.

영양 성분 분석 ⚖️

	열량(kcal)	탄수화물(g)	단백질(g)	지방(g)	식이섬유(g)	나트륨(mg)
닭가슴살 계란 덮밥 1회분*	349.1	38.0	34.3	16.6	3.3	228.7

* 현미밥 100g 닭가슴살 100g, 계란 50g, 양파 75g, 국시장국 7g 기준

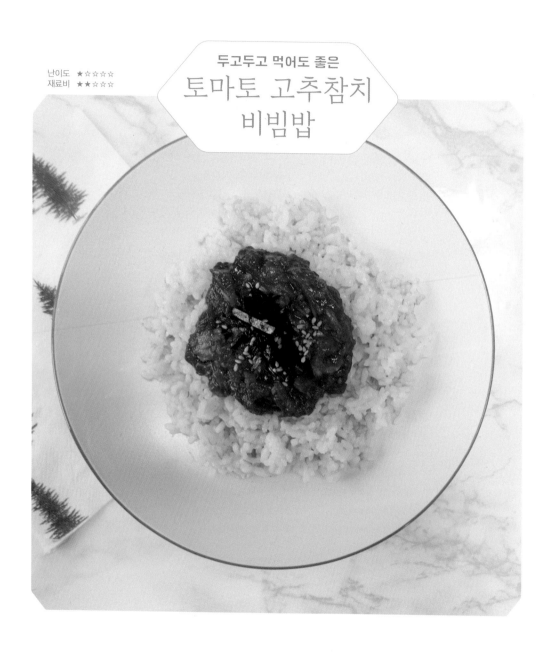

난이도 ★☆☆☆☆
재료비 ★★☆☆☆

두고두고 먹어도 좋은
토마토 고추참치
비빔밥

자취생의 영원한 친구인 캔 참치. 간편하고 가격도 저렴해서 자주 찾게 되지만 어쩐지 강한 짠맛과 기름기 때문에 다이어트 중에는 망설여진다. 캔 참치를 포기하지 않으면서도 살을 빼는 방법은 없을까?

필요한 재료

(1인분)

잡곡밥 2/3공기, 계란 1개, 상추 혹은 마른 김

참치 고추장 재료(6회분) 참치 150g, 고추장 1/4컵, 토마토(大) 한 개

맛 평가

Stephanie 확 줄어든 짠맛과 기름 맛! 토마토 덕분에 산뜻하고 기분 좋은 맛이 난다!

Sunny 토마토의 상큼한 맛이 식욕을 억제해 주는 느낌?(물론 맛이 없다는 것은 아님)

Sue 느끼함을 잡아 주는 새콤달콤 고추참치♡

조리 순서

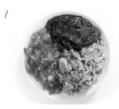

1

참치는 기름을 최대한 빼서 준비하고 토마토는 으깨 둡니다.

2

참치 고추장 재료를 한데 넣고 섞은 뒤 밥 2/3공기와 비벼서 상추와 함께 먹습니다.

메뉴의 장점

✓ 고추장은 한 번 만들면 냉장고에 보관해 간편하게 먹을 수 있어요.

✓ 토마토가 들어 있어 고추장과 참치의 짠맛은 줄어들고 깔끔한 맛이 더해집니다.

✓ 상추쌈이 주는 포만감이 있습니다.

영양 성분 분석

	열량(kcal)	탄수화물(g)	단백질(g)	지방(g)	식이섬유(g)	나트륨(mg)
토마토 고추참치 비빔밥 1회분*	327.2	53.7	20.9	3.5	4.9	240.3

* 현미밥 150g, 계란 50g, 참치25g, 고추장 7g, 토마토 30g, 상추 100g 기준

난이도 ★★☆☆☆
재료비 ★☆☆☆☆

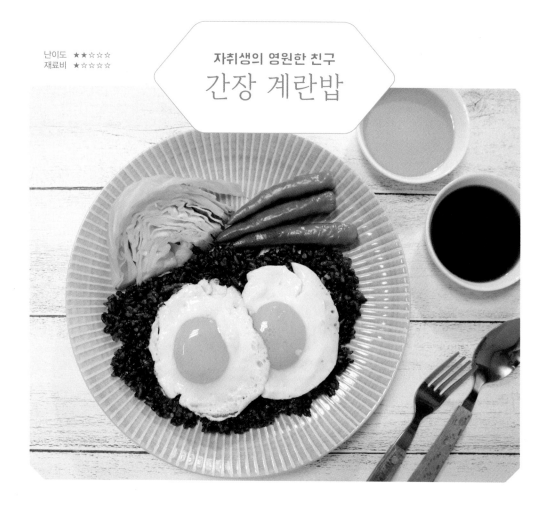

자취생의 영원한 친구
간장 계란밥

필요한 재료(1인분)

잡곡밥 2/3공기
계란 2개
국시장국 1스푼
참기름 1/2스푼
양배추 1/4통

가장 적은 재료로 가장 만족스러운 요리를 하라면 단연 '간장 계란밥'이 아닐까? 참기름과 양배추로 건강하게 업그레이드된 간장 계란밥을 즐겨 보자!

맛 평가 🍴
Stephanie 참기름의 고소함과 국시장국의 적당한 짠맛이 세상 맛있음.
Sunny 계속 먹고 싶은 그런 맛인데? 이러다 다이어트 못 할 듯.
Catherine 양배추를 이렇게 맛있게 먹을 수 있다니! 놀라운데?

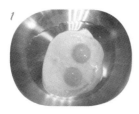

1

계란 2개는 프라이를 합니다.

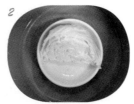

2

양배추는 물 1컵을 넣은 냄비에 넣고 5분 정도 익혀 줍니다.

(물이 담긴 그릇에 넣고 전자레인지에 3~4분 정도 돌려 익혀도 좋아요.)

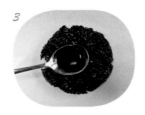

3

밥 2/3공기에 계란 프라이, 국시장국, 참기름을 넣고 비벼 양배추에 싸서 먹습니다.

메뉴의 장점 ♡

✓ **식이섬유가 풍부한** 양배추는 포만감이 오래 지속됩니다.

✓ 양배추는 위염, 식도염이 있으신 분들에게 항염 효과가 있어요.

✓ 간장보다 염도가 낮고 감칠맛이 있는 국시장국이 좀 더 건강한 간장 계란밥을 만들어 줍니다.

영양 성분 분석 ⚖

	열량(kcal)	탄수화물(g)	단백질(g)	지방(g)	식이섬유(g)	나트륨(mg)
간장 계란밥 1회분*	381.1	51.7	19.9	5.9	15.5	245.4

* 현미밥 150g, 계란 100g, 양배추 150g, 국시장국 5g, 참기름 3g 기준

🍴

저염식, 꼭 해야 하나요? 나트륨은 0kcal인데……

다이어트를 시작하면 꼭 듣게 되는 말이 있습니다.

"짜게 먹지 마세요."

왜 그럴까요? 정말로 저염식이 다이어트에 도움이 되는 걸까요? '저염식'하면 우리 머릿속에 떠오르는 것들이 있습니다. 인스턴트 안 먹기, 조미료 적게 넣기, 외식 금지, 국물 금지, 김치 헹궈 먹기……. 생각만 해도 몸속의 염분이 쏙쏙 빠져나가는 듯한 기분이 들지 않나요? 괴로운 만큼 진정 효과가 있는지 지금부터 저염식의 허와 실을 풀어 보겠습니다.

바나나, 고구마, 토마토, 삶은 닭가슴살 등 이런 날(raw) 음식에 가까운 것들은 나트륨 함량이 낮아요. 이런 식품으로만 식사를 하다 보면 자연스럽게 저염식이 완성되는데 실제로 이렇게 일주일만 해도 체중은 반드시 줄어듭니다. 대표적인 예가 바로 '덴마크 다이어트'죠. 그런데 여기서 짚고 넘어가야 할 것은 단시간에 빠져 버린 체중의 대부분은 '수분'이라는 것입니다.

라면 같이 짠 음식을 먹고 난 다음 날 퉁퉁 부은 경험, 다들 있으시죠? 짠맛을 내는 나트륨이 수분을 잡아 두기 때문에 이런 참사가 발생하는데요, 나트륨이 몸에 많으면 체내 수분이 많아지고 적어지면 수분을 붙잡아 둘 힘이 없어 배출돼 자연스럽게 살이 빠져 보이는 효과가 나타난답니다.

문제는 남은 평생을 가공이나 조리 과정을 거치지 않은 날 음식만 섭취할 거라면 유지가 되겠지만 보통은 다시 일반식으로 돌아오고, 동시에 집 나간 수분도 빠르게 돌아온다는 것이죠. 그러면 무슨 일이 일어날까요? 그 식단을 중단하는 순간부터 마치 내가 물 먹는 하마인 것처럼 수분을 빨아들이니 요요가 너무 빨리 왔다 느끼며, '다이어트는 다 부질 없다'라는 결론에 도달하게 됩니다.

나트륨은 생명 유지에 꼭 필요한 영양소라서 너무 안 먹으려고 해도 안 돼요. 성인의 나트륨 충분 섭취량은 1.5g인데, 만약 소금을 넣지 않은 자연식품으로만 식사를 하게 되면 대략 0.5g정도만 섭취하게 돼요. 많이 부족한 양이죠. 1.5g은 충분 섭취량이니 그걸 다 애써 채우지는 않더라도 1.0g 정도는 먹어 줘야 한다고 생각합니다. 나트륨 섭취량이 계속해서 미달되고 그것이 장기간 지속되면 무력감, 구토, 어지러움, 경련 등의 증상을 유발할 수 있거든요. 건강해지려다 병을 얻어서는 안 되겠죠?

자, 그러면 다이어트를 위해 굳이 저염식을 할 필요는 없는 것일까요? No! 적당한 수준의 저염식은 도움이 됩니다. (적당히는 언제나 옳다.) 그러면 저염식은 어떻게 해야 할까요? 하루 최소 1.0g에서 최대 1.5g 정도를 추천하는데 매번 뭔가를 사 먹을 때마다 나트륨 함량을 들여다보고 있기는 너무 귀찮으니 숫자에 연연하기보다는 큼직큼직한 규칙을 알려드리겠습니다.

외식을 최대한 줄인다

외식 메뉴를 추천해 달라고 많이들 요청하시는데 외식 메뉴는 대개 나트륨 함량이 상당해서 고르기가 쉽지 않아요! 우리가 흔히 접하는 김밥, 햄버거, 백반 등의 나트륨 함량은 0.5g을 쉽게 넘길 뿐만 아니라 심한 경우 한 끼에 하루 충분 섭취량인 1.5g을 완벽하게 충족시키는 것들도 있답니다.

육가공품(소시지, 훈연 제품)과 인스턴트식품은 최대한 피한다

보통 나트륨이 많을 것이라 예상하는 식품이 김치인데, 김치는 100g당 나트륨이 0.2~0.4g정도 들어 있습니다. 반면에 소시지는 100g당 0.8~1.0g정도이고요. 소시지 몇 개 먹고 나면 무염식을 해야 할 판이죠. 그러니 최대한 피해 보고 안 되면 끓는 물에 한 번 데쳐 먹는 것을 추천합니다. 데친 후에 팬 위에서 노릇하게 구우면 염분은 줄이고 바삭한 식감은 살릴 수 있어요. 데치면서 나트륨뿐 아니라 보존제 등 다른 화학 물질도 없앨 수 있으니 일석이조겠죠?

국이나 찌개의 국물을 멀리한다

인스턴트식품이자 대표적 국물 요리인 라면의 영양 성분표를 보면 한 봉지의 나트륨 함량이 하루 권장 섭취량의 95퍼센트 정도 됨을 알 수 있습니다. 하지만 이 95퍼센트는 국물까지 탈탈 털어 섭취했을 때의 양이고, 만약 국물을 섭취하지 않는다면 꽤 많은 양의 나트륨 섭취를 막을 수 있어요. 그러니 국물에 후루룩 밥 말아 먹지 말고 건더기 위주로 먹도록 해요.

저염식은 생각보다 쉽게 적응할 수 있어요. 그러니 평생을 고통 속에서 밍밍하게 먹어야 된다는 고민 대신 저염식을 위한 작은 습관을 하나씩 들여 보는 것은 어떨까요?

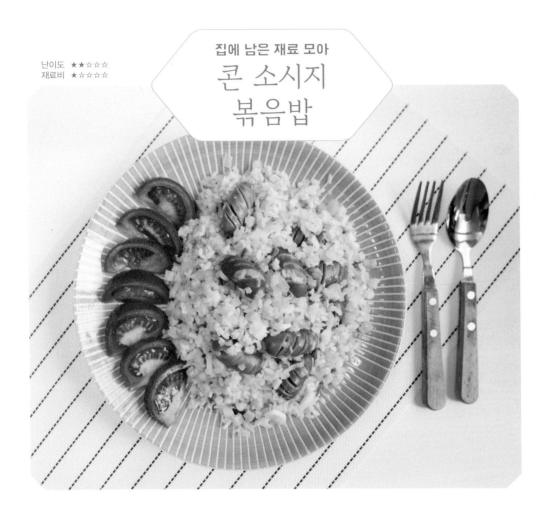

집에 남은 재료 모아

콘 소시지 볶음밥

난이도 ★★☆☆☆
재료비 ★☆☆☆☆

필요한 재료(1인분)

소시지 60g(비엔나 기준 10개)
(캔)옥수수 1/3컵
다진 양배추 1컵
남은 자투리 채소(양파, 대파 추천)
식용유 1/2스푼
밥 1/2공기
국시장국 1스푼

자취생의 필수 아이템인 소시지, 왠지 다이어트랑은 거리가 멀어 보이지만 좋은 재료들과 만나면 나름 쓸 만하다! 어설프게 남은 채소들과 함께 건강하게 먹어 보자.

맛 평가

Stephanie 밥보다 채소가 많이 들어가서 그런지 많이 먹어도 더부룩하지 않고 오히려 산뜻해!

Claire 소시지가 많이 들어 있어서 좋다. 맛있어!

Philip 맛도 맛인데, 이거 생각보다 배부른데요?

조리 순서 🥣

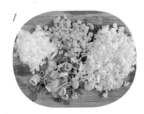

1

옥수수는 물기를 털어 제거하고 소시지는 먹기 좋은 크기로 썰어 둡니다.

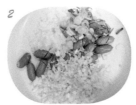

2

자투리 채소는 다져서 팬에 먼저 넣고 볶다가 식용유를 뿌려 소시지도 함께 볶아 줍니다.

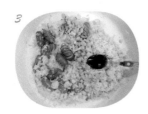

3

중간불에서 1분 정도 볶다가 밥과 옥수수를 넣고 국시장국 1스푼으로 간을 맞춥니다. 그 상태에서 1분 정도 더 볶다가 불을 끄고 그릇에 옮겨 담습니다.

메뉴의 장점 ♡

✔ 양배추에는 **식이섬유가 풍부**해서 포만감이 오래 지속돼요.

✔ 남은 자투리 재료를 활용해 애매하게 남은 식재료를 깨끗하게 정리할 수 있어요.

✔ 소시지 대신 먹다 남은 닭고기, 돼지고기로 대체하는 등 다양한 응용이 가능해요.

영양 성분 분석 ⚖

	열량(kcal)	탄수화물(g)	단백질(g)	지방(g)	식이섬유(g)	나트륨(mg)
콘 소시지 볶음밥 1회분*	374.8	49.0	15.5	17.7	10.8	620.0

* 현미밥 100g, 비엔나 소세지 60g, 옥수수 30g, 양배추 100g, 양파 30g, 대파 20g, 국시장국 5g, 식용유 3g 기준

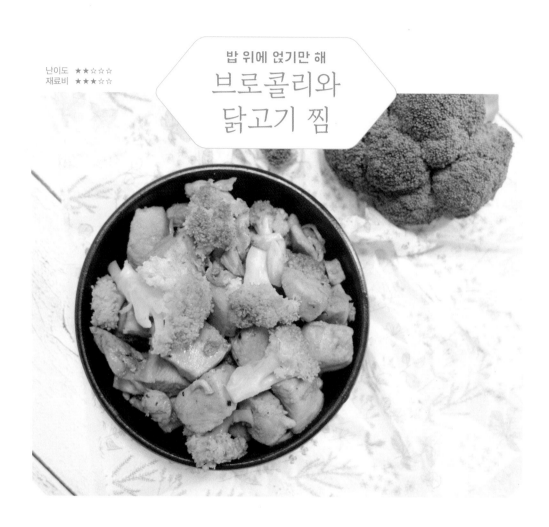

밥 위에 얹기만 해

브로콜리와 닭고기 찜

난이도 ★★☆☆☆
재료비 ★★★☆☆

필요한 재료(3회분) 🏷

브로콜리 1/2개
닭가슴살 2덩이
국시장국 1/4컵
올리고당(설탕) 1/4컵
식용유 1스푼
후추 약간

저장 기간도 길고 가격도 저렴한 편이라 덜컥 산 브로콜리. 다이어트한답시고 사 놓은 닭고기. 찜으로 만들어 간편하고 맛있게 먹자.

맛 평가 🍴

Stephanie 달고 짭짤한 양념은 언제나 진리인 듯.

Sunny 찜닭 맛이네 진짜?

Paul 여기에 굴 소스랑 고구마 더 넣어서 먹어도 좋겠다.

조리 순서 🍲

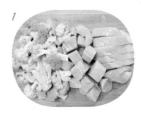

1

브로콜리와 닭고기는 깨끗이
썻어서 먹기 좋은 크기로 썰
어 줍니다.

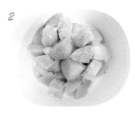

2

국시장국, 올리고당, 물 1/5컵
을 섞어서 준비해 줍니다.

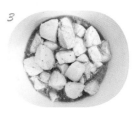

3

냄비나 팬에 식용유를 뿌리
고 후추로 밑간을 한 닭고기
를 먼저 볶습니다.

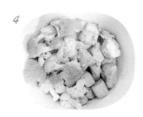

4

닭고기가 절반 정도 익었을 때 국시장국, 올리고당을 넣고 섞
으며 1~2분 정도 더 익혀 줍니다. 자박자박해지면 브로콜리
를 넣고 강한 불에서 1분 정도 더 익힌 뒤 불을 끕니다.

메뉴의 장점 👌

✔ 브로콜리에는 식이섬유와 항산화 물질인 셀레늄이 풍부해요.

✔ 찜으로 조리하기 때문에 브로콜리를 부드럽게 먹을 수 있어요.

영양 성분 분석 ⚖️

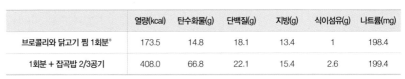

	열량(kcal)	탄수화물(g)	단백질(g)	지방(g)	식이섬유(g)	나트륨(mg)
브로콜리와 닭고기 찜 1회분*	173.5	14.8	18.1	13.4	1	198.4
1회분 + 잡곡밥 2/3공기	408.0	66.8	22.1	15.4	2.6	199.4

* 닭가슴살 70g, 브로콜리 30g, 국시장국 10g, 올리고당 10g, 식용유 2g 기준

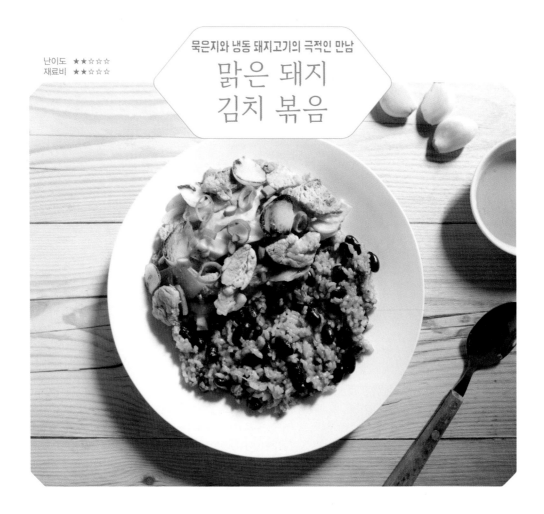

난이도 ★★☆☆☆
재료비 ★★☆☆☆

묵은지와 냉동 돼지고기의 극적인 만남

맑은 돼지 김치 볶음

필요한 재료(4회분)

김치 2컵(300g)
돼지고기(전지) 2컵(300g)
양배추 1컵
양파 1/4개
마늘 5톨
참기름 2스푼
고춧가루 1스푼

성능 나쁜 냉장고 속에서 빠르게 쉬어 버린 엄마의 김치. 버리기는 죄송하고 그렇다고 먹자니 고통스럽다면 맑은 돼지 김치 볶음으로 맛도 건강도 챙겨 보자.

맛 평가

Stephanie 김치 덕후인 제게 이 요리만큼 좋은 반찬은 없었습니다.

Sunny 이걸 다이어터가 먹어도 된다고? 정말?

Paul 김치 삼겹살 느낌이 나면서도 짜지 않아 좋다!

조리 순서 🍳

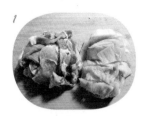

1

김치는 흐르는 물에 헹궈서 양념을 제거하고 돼지고기는 먹기 좋은 크기로 썰어 줍니다.

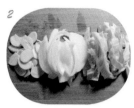

2

양배추, 양파, 마늘은 채 썰어서 준비합니다.

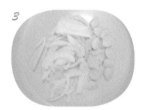

3

팬에 참기름 조금과 양파, 마늘을 먼저 볶습니다.

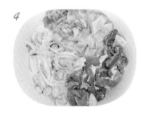

4

갈색으로 변하면 그때 김치와 돼지고기를 넣고 볶습니다.

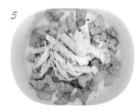

5

돼지고기가 다 익으면 양배추와 고춧가루를 넣고 1분 정도 더 볶은 뒤 참기름을 넣고 불을 끕니다.

메뉴의 장점 🧄

✔ 김치의 양념을 제거해서 나트륨 섭취를 줄일 수 있어요.

✔ 김치의 산 성분이 조리 중에 날아가기 때문에 묵은 김치도 맛있게 먹을 수 있어요.

✔ 양파, 양배추와 같은 채소의 섭취를 늘릴 수 있어요.

영양 성분 분석 ⚖️

	열량(kcal)	탄수화물(g)	단백질(g)	지방(g)	식이섬유(g)	나트륨(mg)
맑은 돼지 김치 볶음 1회분*	198.5	4.8	18.2	11.2	1.7	220.0
1회분 + 현미밥 2/3공기	433.0	56.8	22.2	13.2	3.3	221.0

* 돼지고기 (천지) 75g 씻은 김치 75g, 양배추 20g, 양파 10g, 마늘 5g, 참기름 3g 기준

난이도 ★☆☆☆☆
재료비 ★☆☆☆☆

찬밥과 먹다 남은 참치의 하모니
참치 야채죽

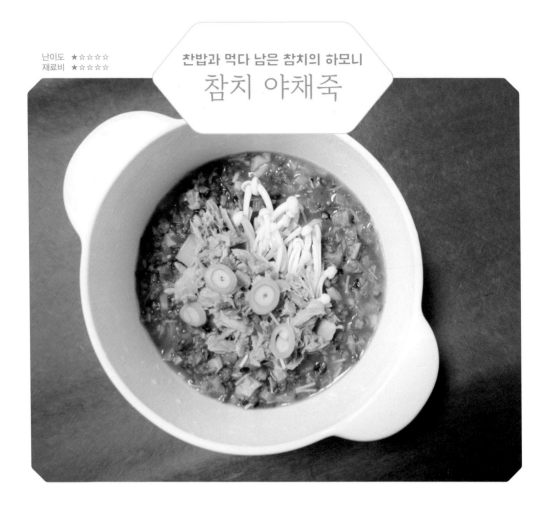

필요한 재료(1인분)

찬밥 1/2공기
참치 반 캔(50g)
자투리 채소
국시장국 1/2스푼

밥솥에서 누룽지가 되어 버린 밥과 반쯤 먹다 남긴 참치가 있다면 소화도 잘 되고
포만감 대비 열량도 낮은 참치 야채죽으로 재탄생시켜 보자!

맛 평가

Stephanie 왠지 마음까지 따뜻해지는 맛. 죽은 언제나 힐링 푸드인가 봄!

Sunny 참치는 어디에 들어가도 맛있지. 암 그렇지!

Paul 채소가 많이 들어가서 GOOD. 색도 예쁘고 맛도 좋은 듯.

조리 순서 🥣

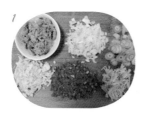 1

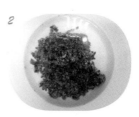 2

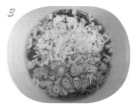 3

자투리 채소는 다져 놓고, 참치는 기름을 꽉 빼 둡니다.

냄비에 물 2컵을 넣고 끓이다가 밥 1/2공기를 넣습니다.

밥이 적당히 풀어지면 채소와 국시장국을 넣고 3분 정도 약한 불에서 끓입니다.

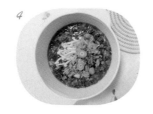 4

불을 끈 다음에는 참치를 넣고 잘 섞어 그릇에 옮겨 담습니다.

(참치는 끓이면 퍽퍽해지기 때문에 불을 끄고 넣는 것이 좋아요.)

메뉴의 장점 🥄

✔ 수분을 흡수한 밥은 부피가 크게 늘어나기 때문에 적은 양으로도 포만감을 느낄 수 있어요.

✔ 소화에도 좋은 메뉴라 속이 좋지 않을 때 먹는 것을 추천해요.

✔ 애매하게 남은 자투리 채소를 활용해 알뜰한 한 끼 식사를 할 수 있어요.

영양 성분 분석 📇

	열량(kcal)	탄수화물(g)	단백질(g)	지방(g)	식이섬유(g)	나트륨(mg)
참치 야채죽 1회분*	255	36	12	8.2	0.6	36

* 현미밥 100g, 참치 50g, 양파/당근/양배추 각 10g, 국시장국 2.5g 기준

몸도 마음도 채워 주는 바다 향
굴 미역죽

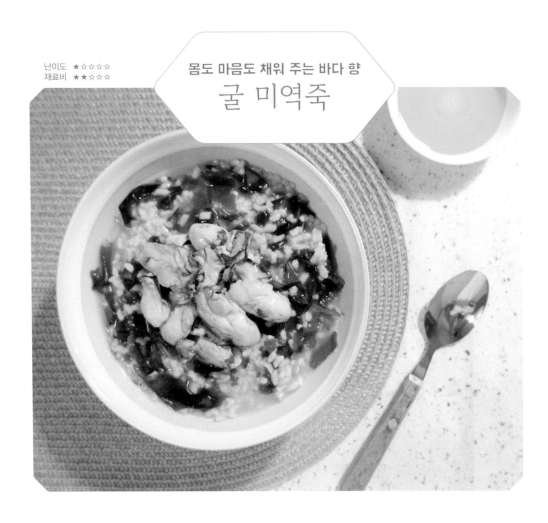

필요한 재료(1인분)

찬밥 1/2공기
마른 미역 1/4컵
굴 1/2컵
간장
참기름

귀찮음과 바쁨 사이에서 끼니도 제대로 챙겨 먹지 못할 때, 특히, 엄마가 따뜻하게 끓여 준 미역국이 생각난다. 위장도 마음도 따뜻하게 보듬어 줄 음식 어디 없을까?

맛 평가 🍴

Stephanie 굴을 별로 안 좋아하는데 굴에서 뽀얗게 우러난 국물이 조미료가 필요 없네!

Sunny 굴에서 나는 바다 향은 다이어트 중 잃어버린 입맛도 돌아오게 할 판!

Mommy 소고기로 끓인 것보다 깔끔하니 좋구나!

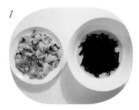

1

미역은 물에 불려 놓고 냄비에 물 4컵을 끓입니다. 굴은 굵은소금으로 조물조물한 뒤 흐르는 물에 깨끗이 씻어 주세요.

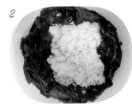

2

미역이 부드러워지면 흐르는 물에 한 번 헹군 뒤 밥과 함께 넣고 끓입니다.

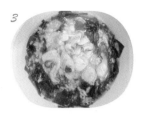

3

밥이 적당히 불었을 즈음 굴을 넣고 2~3분 정도만 더 끓인 뒤 불을 끕니다.

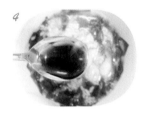

4

간장 1/3스푼으로 간을 맞춘 뒤 불을 끄고 참기름 1/2스푼을 넣고 섞어 줍니다.

메뉴의 장점

✔ 미역과 굴에는 **칼슘과 철분 등이 풍부**해서 특히 여자에게 좋아요.

✔ 소화기에 부담이 없는 메뉴로 장염, 위염 증세가 있는 날 먹으면 속이 편안해져요.

✔ 죽의 특성상 포만감 대비 열량이 낮아요.

영양 성분 분석

	열량(kcal)	탄수화물(g)	단백질(g)	지방(g)	식이섬유(g)	나트륨(mg)
굴 미역죽 1회분*	249.0	36.4	12.4	5.9	1.8	747.0

* 찬밥 100g, 마른 미역 5g, 굴 80g, 소금 0.1g, 참기름 2g 기준

오래도록 상하지 않는
식재료

혼자 사는 사람들에게 금방 상하는 식재료는 지출과 낭비의 원인이 되죠. 그러니 기왕이면 오래 두고 먹을 수 있는 식재료로 구매하는 것이 바람직해요. 일반적으로 냉동 보관이 가능한 육류와 해산물 등을 제외한 식품군 중에서 보존 기간이 긴 것들을 알려드릴게요.

- 채소류 : 양배추, 당근, 비트, 무, 브로콜리, 양파(껍질째 보관 시), 감자, 고구마
- 건조식품 : 미역, 다시마, 북어, 멸치, 오징어채, 뱅어포, 김
- 그 외 : 모든 콩류, 곡류, 견과류, 꿀, 올리고당

식자재별
보관 방법

냉동 보관해도 좋은 식품

냉동 전과 완벽하게 동일한 상태는 아니지만 맛이나 식감이 크게 변하지 않는 식품. 기본적인 보관 방법
은 냉장 혹은 상온 보관이지만 장기 보관을 위해서는 냉동 보관을 추천하는 식품

: 대파, 청양 고추, 버섯, 브로콜리, 다진 마늘, 단호박, 감자, 고구마, 당근, 무, 빵, 밥

냉동 보관을 피해야 하는 식품

해동 후에 물러지거나 퍽퍽해져서 식품 가치가 현저히 떨어지는 식품

: 두부, (깐)양파, 양배추, 상추, 시금치 등의 잎채소

반드시 냉동 보관해야 하는 식품

구매 후 바로 섭취할 것들을 제외하고는 바로 냉동 보관해야 하는 식품

: 육류, 해산물 등

반드시 냉장 보관해야 하는 식품

산패가 빠르거나 상온에 두면 금방 상하는 식품

: 들기름(참기름), 참깨(들깨), 계란, 유제품, 대부분의 채소류, 껍질이 얇고 무른 식감의 과일류(포도, 딸기 등)

상온 보관 가능한 식품

직사광선을 피한 서늘한 곳이라면 상온 보관이 가능한 식품

: 양파(껍질째로), 마늘(껍질째로), 생강(껍질째로), 감자, 고구마, 견과류, 장류, 미역, 멸치와 같이 건조된 해산
물, 껍질이 두껍거나 단단한 과일류(사과, 멜론, 감 등)

상온 보관해야 하는 식품

: 바나나, 콩류, 곡류, 꿀

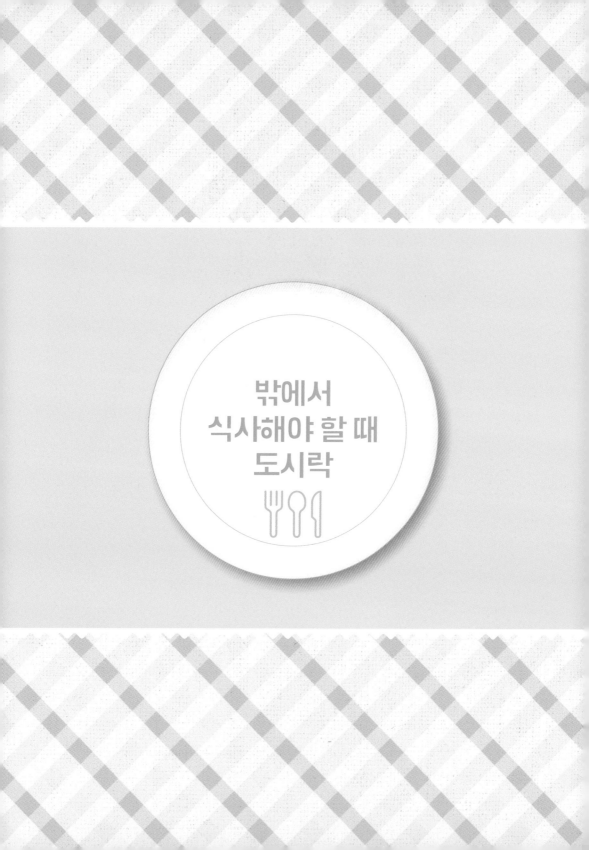

밖에서
식사해야 할 때
도시락

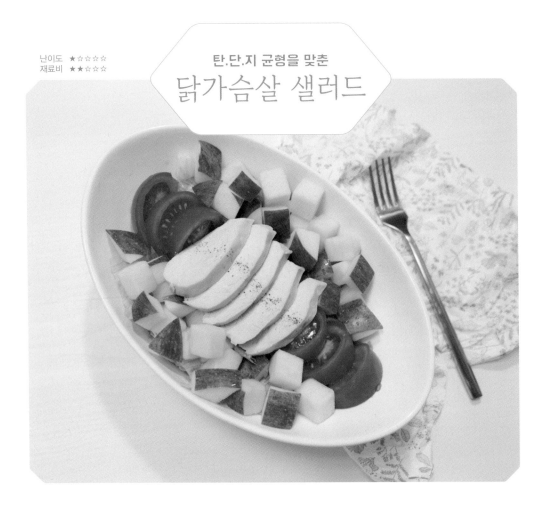

탄.단.지 균형을 맞춘

닭가슴살 샐러드

필요한 재료(1인분)

닭가슴살 1덩이(100g)
양상추 한 줌
토마토 1개
사과 1/2개
발사믹 드레싱 3스푼

다이어트 도시락의 대명사 '닭가슴살 샐러드'. 하지만 일반적인 닭가슴살 샐러드는 탄.단.지의 균형이 무너져 있지. 영양사가 만들어 준 균형 잡힌 닭가슴살 샐러드로 더 배부르고 맛있게 먹자!

맛 평가

Stephanie 사과의 아삭하고 달달함이 지루할 뻔했던 닭가슴살 샐러드에 새 생명을 불어 넣었다.

Claire 닭가슴살을 적당히 잘 익힌 게 신의 한 수.

Sunny 채소에 드레싱을 미리 버무려 그런지 드레싱을 많이 쓰지 않아도 간이 골고루 배어 좋은 듯.

조리 순서 🍳

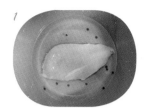

1

닭가슴살은 끓는 물에 소금
을 넣고 데치거나 팬 위에서
노릇하게 구워 주세요

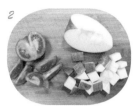

2

사과, 토마토, 양상추를 먹기
좋은 크기로 잘라 주세요.

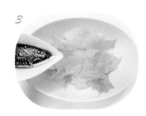

3

양상추를 볼에 넣고 발사믹 드레싱을 뿌린 다음 버무려 주세요.
(버무려 놓으면 드레싱을 채소에 고루 묻힐 수 있어 소스 양을 줄일 수 있어요.)
그런 다음 볼에 닭가슴살, 토마토, 사과를 넣고 함께 먹으면
됩니다.

메뉴의 장점 👌

✔ 닭가슴살 샐러드에 부족했던 탄수화물과 불포화 지방이 추가된 샐러드입니다.

✔ 자칫 밋밋할 수 있는 샐러드에 사과의 아삭함과 단맛이 더해져 지루하지 않게 먹을 수 있어요.

✔ 발사믹 드레싱에 함유된 지방 성분이 토마토에 있는 지용성 영양소의 흡수를 도와줍니다.

영양 성분 분석 ⚖️

	열량(kcal)	탄수화물(g)	단백질(g)	지방(g)	식이섬유(g)	나트륨(mg)
닭가슴살 샐러드 1회분*	253.9	30.9	25.2	15.6	2.9	102.5
1회분 + 우유 200ml	343.9	44.9	28.2	18	2.91	152.5

* 닭가슴살 100g, 사과100g, 토마토120g, 양상추 30g, 발사믹 드레싱 10g 기준

난이도 ★☆☆☆☆
재료비 ★★★☆☆

도시락 샐러드 중 포만감 최고
콥 샐러드

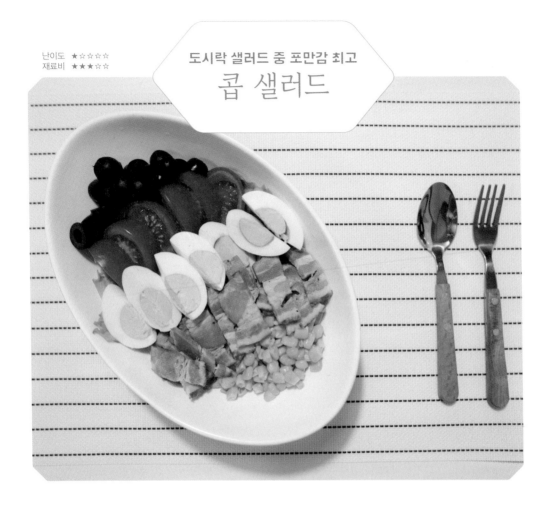

필요한 재료(1인분) 🏷

베이컨 2줄(60g)
계란 2개
토마토 1개
올리브 1/4컵(20g)
옥수수 1/3컵(30g)
양상추 한 줌
오리엔탈 드레싱 2스푼

샐러드는 항상 배고프다? 포만감 적은 잎채소는 최소화하고 계란, 베이컨, 토마토를 듬뿍 넣은 샐러드를 경험해 보자.

맛 평가 🍴

Stephanie 양상추에 베이컨과 올리브 한 조각을 올려서 세 번 씹고 토마토로 마무리하면 최고.

Sunny 수저로 팍팍 퍼먹고 싶은 맛.

Mommy 이건 다 먹으면 정말 배부르겠다, 얘.

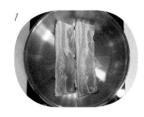

1

계란은 삶고 올리브와 옥수
수는 흐르는 물에 한 번 헹군
뒤 체에 밭쳐 물기를 빼 주세
요. 베이컨은 강한 불에서 짧
게 구운 뒤 키친타월로 기름
을 충분히 제거해 주세요.

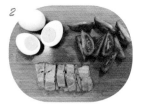

2

베이컨, 토마토, 계란, 양상추
를 먹기 좋은 크기로 썰어 주
세요.

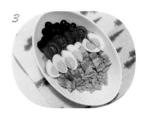

3

볼에 양상추와 오리엔탈 드
레싱을 넣고 버무린 뒤 나머
지 재료들을 올립니다.

메뉴의 장점 🥄

✓ 베이컨의 짭짤한 맛 덕에 적은 드레싱으로도 싱겁지 않게 먹을 수 있어요.

✓ 계란과 베이컨 덕분에 단백질 함량과 포만감이 높아요.

✓ 다양한 재료가 들어가기 때문에 비타민과 무기질을 골고루 섭취할 수 있어요.

영양 성분 분석 ⚖️

	열량(kcal)	탄수화물(g)	단백질(g)	지방(g)	식이섬유(g)	나트륨(mg)
콥 샐러드 1회분*	300.4	23.5	14.1	0.6	2.2	275.8
1회분 + 포도 주스 한 잔(200ml)	420.4	52.5	15.1	0.6	2.2	300.8

* 구운 베이컨 40g, 계란 100g, 토마토 120g, 올리브(통조림) 20g, 옥수수 30g, 양상추 30g, 오리엔탈 드레싱 10g 기준

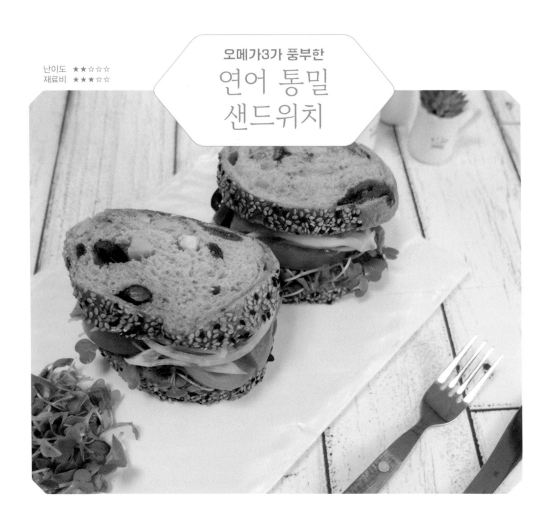

<table>
<tr><td>난이도 ★★☆☆☆</td></tr>
<tr><td>재료비 ★★★☆☆</td></tr>
</table>

오메가3가 풍부한
연어 통밀 샌드위치

필요한 재료(2인분) 🏷️

통밀 빵 4쪽(120g)
(캔)연어 80g
양파 1/2컵
할라피뇨 10조각(20g)
올리브 4알
토마토 1/2개
양상추 혹은 잎채소 한 줌
오리엔탈 혹은 발사믹 드레싱 2스푼

언제 봐도 사랑스러운 연어. 밖에서만 먹을 수 있는 음식이라고 생각했다면 큰 오산. 집에서도 아주 편하게 먹을 수 있고, 한 끼 도시락으로도 손색없다!

맛 평가 🍴

Stephanie 거친 통밀 빵을 부드러운 연어가 살살 달래 주는 맛.

Alice 어머, 언니 정말 맛있는데요? 한 개 더 먹을게요.

Sunny 나 정말 연어 너무 좋아해…… 할라피뇨랑 궁합 짱이다.

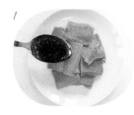

1

연어는 먹기 편한 크기로 손질합니다.

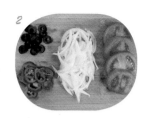

2

양파는 얇게 채 썰어 찬물에 담가 알싸한 맛을 빼 연하게 만들고, 토마토와 올리브는 얇게 저며 둡니다.

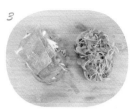

3

통밀 식빵 한쪽에 물기를 제거한 양상추 혹은 잎채소를 올립니다.

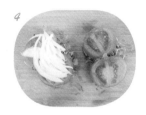

4

토마토, 양파, 연어, 올리브, 할라피뇨를 순서대로 올린 다음 재료 위에 통밀 빵을 올려서 마무리하고 먹기 좋게 자릅니다.

메뉴의 장점 👌

✓ 통밀의 식이섬유와 연어의 불포화 지방산은 포만감이 오래 유지되도록 도와줍니다.

✓ 채소를 다양하게 섭취할 수 있는 메뉴로 비타민, 무기질 섭취에 도움이 됩니다.

✓ 조리가 매우 쉽고 간단합니다.

영양 성분 분석 ⚖️

	열량(kcal)	탄수화물(g)	단백질(g)	지방(g)	식이섬유(g)	나트륨(mg)
연어 통밀 샌드위치 1회분*	272.6	36.3	16.4	5.3	0.3	179.2
1회분 + 무첨가 두유 200ml	357.6	41.0	20.8	8.9	3.0	179.2

* 통밀 빵 60g, 연어 40g, 양파 15g, 할라피뇨 5조각, 올리브 5g, 토마토 30g, 잎채소 10g, 발사믹 5g 기준

게살로 토실하게 속을 채운
오이 게살 주먹밥

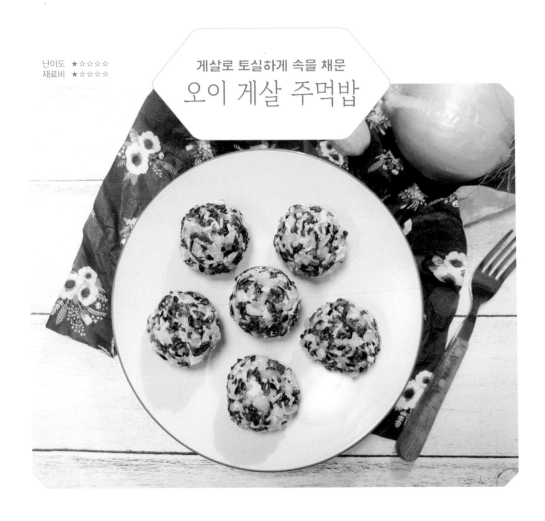

필요한 재료(1인분)

흑미 밥 2/3공기
게살 70g
양파 1/4개
오이 1/3개
하프 마요네즈 2스푼
후추 약간
(오이향이 싫다면 당근으로
대체해도 좋아요)

하얀 속살에 부드러운 감칠맛. 적당히 짭잘하면서 담백한 맛. 가격까지 착한 재료인 게살로 가성비 좋은 주먹밥을 만들어 보자.

맛 평가 🍴

Stephanie 오이와 게살의 궁합이 이렇게나 뛰어난지 몰랐다.

Sunny 오이가 깔끔하게 뒷맛을 책임져 주는 느낌.

Mommy 채소가 많이 들어가서 그런지 심심하지 않고 맛이 풍성하네.

조리 순서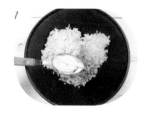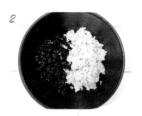

게살을 잘게 찢거나 다지고   모든 재료를 한데 섞어 주세요.
양파와 오이도 잘게 다져 주
세요.

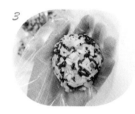

둥글게 말아 주먹밥 형태로
만들어 주면 됩니다.

메뉴의 장점

✔ 흑미 밥과 게살로 담백하게 단백질을 섭취할 수 있어요.

✔ 불을 사용하지 않는 조리법으로 간단히 준비할 수 있어요.

✔ 다진 양파, 오이, 게살의 양이 밥보다 많아서 포만감 있는 식사를 할 수 있어요.

영양 성분 분석

	열량(kcal)	탄수화물(g)	단백질(g)	지방(g)	식이섬유(g)	나트륨(mg)
오이 게살 주먹밥 1회분*	334.4	55.9	13.5	4.6	0.8	559.9

* 흑미 밥 150g, 게살 70g, 양파 50g, 오이 50g, 하프 마요네즈 8g 기준

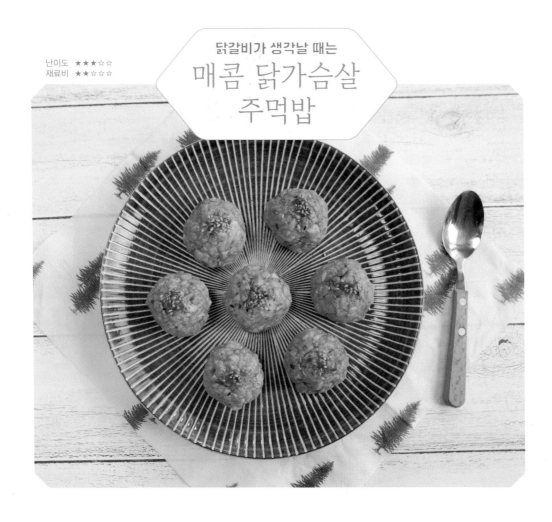

난이도 ★★★☆☆
재료비 ★★☆☆☆

닭갈비가 생각날 때는
매콤 닭가슴살 주먹밥

필요한 재료(2인분)

현미밥 1/2공기
닭가슴살 2덩이
청양 고추 1개
(캔)옥수수 4스푼
양파 1/3개
올리고당 1스푼
고추장 1스푼
후추 약간

저염식과 저당류 식사가 지겨워질 즈음 맵고 자극적인 음식이 마구마구 떠올랐다. 이런 내가 이성의 끈을 붙들고 있게 해 줄 건강하게 자극적인 음식 어디 없을까?

맛 평가 🍴

Stephanie 밥보다 채소, 닭가슴살이 더 많아서 씹는 즐거움이 있네.
Claire 삼삼하긴 하지만 매운맛 덕에 확실히 구미가 당겨!
Emma 맛있어요! 적당히 매운 게 딱 좋아요.

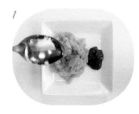

1

닭가슴살을 다진 후, 고추장, 올리고당, 후추를 넣고 섞어 주세요.

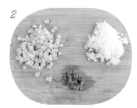

2

청양 고추와 양파는 잘게 다지고 옥수수는 흐르는 물에 헹궈 물기를 제거해 주세요.

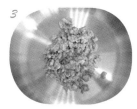

3

달궈진 팬에 식용유를 약간 두르고 닭가슴살을 볶아 주세요.

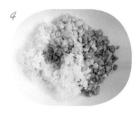

4

볶은 닭가슴살과 옥수수, 청양 고추, 양파를 잘 섞어 주세요.

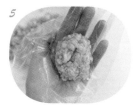

5

현미밥과 함께 섞은 뒤 둥글게 말아 주먹밥 형태로 만들면 됩니다.

메뉴의 장점

✓ 올리고당은 단맛을 내면서도 혈당 지수가 높지 않아요. 또한 포만감을 유도하기 때문에 적정량 섭취 시 다이어트에 도움이 됩니다.

✓ 현미에는 식이섬유와 비타민B군이 풍부해요.

✓ 청양 고추에 들어 있는 캡사이신이 신진대사를 높여 추가적인 열량 소모를 도와줍니다.

영양 성분 분석

	열량(kcal)	탄수화물(g)	단백질(g)	지방(g)	식이섬유(g)	나트륨(mg)
매콤 닭가슴살 주먹밥 1회분*	361.2	56.8	31.2	17.2	3.79	179.9

* 현미밥 150g, 닭가슴살 100g, 청양 고추 5g, 옥수수 20g, 양파 20g, 올리고당 3g, 고추장 3g 기준

외식할 일이 너무 많은데 어떡하죠?

생활이 바쁘거나 혼자 사는 경우, 귀차니즘이 극에 달할 때 우리는 종종 식사를 밖에서 해결하고는 합니다. 하지만 외식을 많이 하다 보면 과식할 위험도 높아지고 짜고 기름진 음식을 먹게 될 확률도 높아지는데요, 이렇게 애증의 관계인 외식을 어떻게 하면 좋을까요?

다이어트 중이라고 매번 도시락을 쌀 수도, 그렇다고 바깥 음식의 유혹에 넘어가 다이어트를 포기할 수도 없다면 아래 내용을 꼭 숙지하는 것이 좋겠습니다. 이른바 바깥 음식으로부터 나를 지키는 '다이어터 생존법'되시겠습니다!

다이어터스럽게 외식하는 방법

방법은 간단합니다.

'많이 먹지 않는 것.'

너무 당연해서 별로 듣고 싶지 않을 이야기이지만 외식할 때 가장 지켜지지 않는 부분이기도 합니다. 밖에서 음식을 사 먹다 보면 스스로 양 조절이 되지 않을 때가 많습니다. 음식의 양이 정해져서 나오기 때문에 조금만 덜어 먹는 방법을 쓸 수가 없는 것이죠. 적당히 먹으려다 보면 보기 싫게 남겨야 되고 같이 먹는 사람이 누구냐에 따라 음식 남기는 것이 눈치 보일 수도 있거든요. 하지만 이 점 반드시 기억해 주세요. '그들은 절대로 당신의 다이어트를 대신해 주지 않음을.'

버려지는 음식이 아깝다면 양을 적게 해 달라고 미리 요청하거나 그럴 분위기가 아니라면 남은 음식을 포장해 가도록 해요. 여기에 한 가지 더. 최대한 천천히 먹고 배부르면 수저를 내려놓는 연습을 해 봐요! 특히 흰밥의 경우 한 공기 이상 먹지 않도록 하는 것이 좋겠죠?

다이어터에게 바람직한 건강한 외식 메뉴

추천 기준은 탄수화물, 단백질, 지방이 좋은 비율로 잘 섞여 있는지와 채소 섭취량에 따라 선정했습니다.

• 생선 구이 정식 : 육류에 비해 좋은 지방산(오메가3)이 많아서 추천하는 것이 생선인데, 함께 나오는 나물 반찬들이 채소 섭취량을 늘려 줍니다.

- **샤브샤브** : 채소를 많이 먹게 되는 메뉴 중 하나예요. 보통 다이어트 중에는 굽거나 튀긴 것보다는 삶은 고기를 먹는 편이 좋기 때문에 샤브샤브는 탁월한 선택이에요.

- **쌈밥** : 여러 가지 쌈 채소 및 나물과 잡곡밥, 메인 고기 요리(불고기 등)로 이루어진 쌈밥도 균형 잡힌 식사를 하기에 좋은 메뉴예요.

- **월남 쌈** : 샤브샤브에 이어 평소 안 먹던 채소를 다양하게 먹게 되는 메뉴죠. 쌈 특유의 (귀찮은) 싸 먹기 과정은 식사 속도를 자연스럽게 늦춰 줘 과식을 예방합니다.

- **콩나물 국밥** : 국에 말아 먹는 밥 자체를 그리 추천하지는 않지만 그중에서 꼽자면 반숙 계란과 오 징어가 들어간 콩나물 국밥이 괜찮습니다. 고기 뼈를 오래 끓여 만든 무거운 국밥에 비하면 열량도 낮고 맛도 깔끔하거든요.

- **닭가슴살 샌드위치** : 빵집에서 파는 완제품 샌드위치보다는 샌드위치 전문점에서 파는 것을 추천합 니다. 토마토와 채소가 많이 들어가고 소스는 양 조절이 가능한 곳이라면 100점! 고기는 꼭 닭가슴 살이 아니어도 좋아요.

- **회** : 초장보다는 간장+와사비를 추천합니다. 깻잎 혹은 상추에 간장 찍은 회를 올리고 고추 한 점 올려 먹으면 GOOD!

- **보쌈** : 보쌈은 주로 삼겹살 주변 부위로 만들기 때문에 기름지기 마련인데, 주문 시 살코기 위주로 요청하면 지방질이 적은 부위로 나온답니다. 살코기 위주의 보쌈에 백김치와 잎채소, 마늘 한 조각은 정말 신이 내린 조합이죠!

- **오일(해산물) 파스타와 그린 샐러드** : 밀가루 음식을 추천하고 싶지는 않지만 피할 수 없는 순간이 온다 면 오일 파스타를 추천합니다. 오일 파스타에는 몸에 좋은 올리브유도 들어가거든요. 하지만 채소 섭 취량은 적기 때문에 그린 샐러드 혹은 그릴드 치킨 샐러드 같은 메뉴와 함께 먹는 것이 좋겠죠?

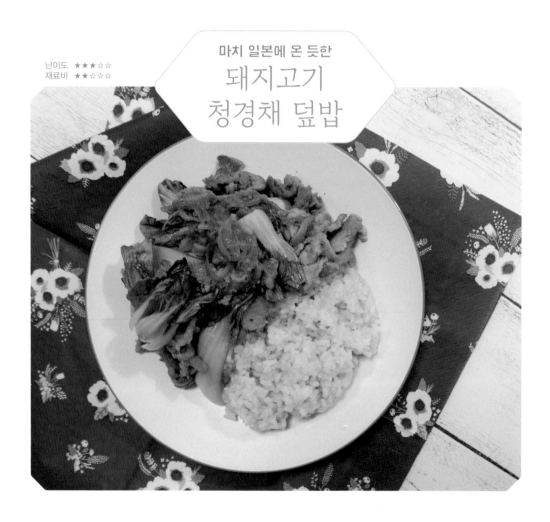

마치 일본에 온 듯한
돼지고기 청경채 덮밥

난이도 ★★★☆☆
재료비 ★★☆☆☆

필요한 재료(1인분) 🏷

돼지고기(앞다리살) 1컵
청경채 3개
양파 1/2개
현미밥 2/3공기

양념

굴소스 1/2스푼, **국시장국** 1스푼
다진 마늘 1/2스푼
다진 생강 1/4스푼, **후추** 약간
*돼지고기는 불고기용의 얇은 것이 좋아요.

달달한 데리야키 소스와 푸짐한 고기가 다이어트와 먼 이야기라 생각했다면 여기서 그 편견을 깨고, 알싸한 생강과 진한 굴소스, 신선한 청경채로 푸짐한 한 끼 식사를 만들어 보자.

맛 평가 🍴

Stephanie 달달하게 볶은 양파, 깔끔한 뒷맛의 생강, 신선한 돼지고기가 만든 멋진 조화! 다시 해먹을 의사 100%.

Sunny 오, 정말 맛있는데? 청경채를 더 많이 넣어도 좋을 것 같아!

Catherine 생강과의 조화가 생각보다 좋은데?

조리 순서 🥣

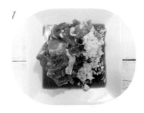

1

양념 재료와 돼지고기를 한 데 넣고 잘 섞어 줍니다.

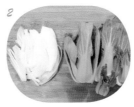

2

청경채는 깨끗이 씻은 뒤 한 잎씩 떼어 둡니다.

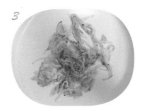

3

양파는 얇게 채 썰어 달궈진 팬에 올려 천천히 볶습니다.

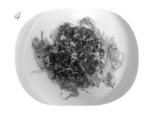

4

팬에 돼지고기도 넣고 강한 불에서 볶아 줍니다.

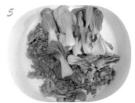

5

고기가 다 익으면 청경채를 올려서 완성합니다.

메뉴의 장점 👌

✔ 청경채에는 비타민A와 칼슘이 풍부해요.

✔ 볶은 양파에서 자연 단맛이 나 따로 당분을 추가하지 않아도 돼요.

✔ 생강에 들어 있는 진저롤(gingero)과 쇼가올(shogaols) 성분이 강한 살균 작용을 해요.

영양 성분 분석 ⚖️

	열량(kcal)	탄수화물(g)	단백질(g)	지방(g)	식이섬유(g)	나트륨(mg)
돼지고기 청경채 덮밥 1회분*	453.1	54.2	26.3	66.5	4.0	329.2

* 현미밥 150g, 돼지고기(앞다리살) 120g, 청경채 30g, 양파 70g, 굴소스 3g, 국시장국 5g 기준

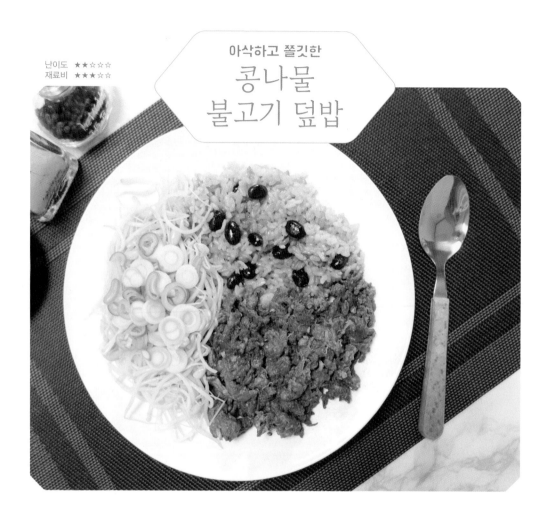

아삭하고 쫄깃한
콩나물 불고기 덮밥

필요한 재료(1인분)

콩나물 한 줌(70g)
소고기 불고기용(등심) 1.5컵(130g)
현미밥(잡곡밥) 1/2공기
참기름 1/2스푼

양념

국시징국 1스푼
올리고당 1스푼
다진 마늘 1/2스푼
후추 약간

부피 대비 열량이 낮은 콩나물과 언제 먹어도 좋은 소불고기. 이 두 재료가 만나서 따뜻하고 든든한 한 끼가 되었다.

맛 평가

Stephanie 밥이 별로 없어도 콩나물이 삼삼한 밥 역할을 한다.

Mommy 여기에 간장 한 스푼 딱 얹어서 비벼 먹었다.

Paul 기름진 불고기를 생각했는데 바싹 불고기 같다. 깔끔해서 좋군!

조리 순서

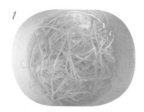

1

끓는 물에 소금을 넣고 콩나물을 30초 정도 짧게 데친 뒤 건져 냅니다.

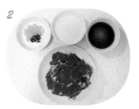

2

고기와 양념 재료들을 섞어 조물조물해 줍니다.

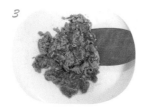

3

달궈진 팬에 고기를 올려 볶아 줍니다. 고기가 다 익으면 밥 1/2, 콩나물, 불고기, 참기름을 한데 넣고 섞어 주세요.

메뉴의 장점

✓ 밥이 적더라도 콩나물이 그 빈자리를 채워 주기 때문에 배불리 먹을 수 있어요.

✓ 콩나물에 풍부한 아스파라긴산은 피로 회복 및 숙취 해소에 도움이 됩니다.

✓ 소고기 대신 닭고기나 돼지고기로 만들어도 비슷한 영양 성분의 한 끼 메뉴가 됩니다.

영양 성분 분석

	열량(kcal)	탄수화물(g)	단백질(g)	지방(g)	식이섬유(g)	나트륨(mg)
콩나물 불고기 덮밥 1회분*	296.1	38.5	19.7	10.1	3.7	249.6

* 콩나물 70g, 소불고기 130g, 현미밥 100g, 참기름 3g, 국시장국 5g, 올리고당 5g, 마늘 3g 기준

125

난이도 ★☆☆☆☆
재료비 ★★☆☆☆

더 담백하고 고소해진
두부 유부 초밥

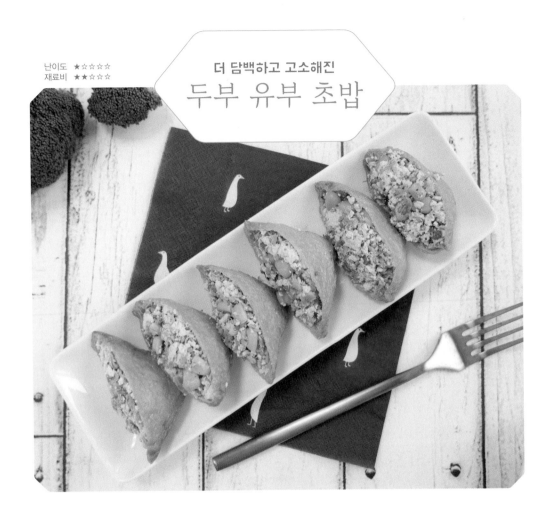

필요한 재료(1인분) 🏷️

두부 1/2모(150g)
참치 50g, **유부** 8개
(캔)옥수수 1/3컵(30g)
다진 당근 2스푼(12g)
다진 브로콜리 2스푼(12g)
통깨 1스푼
소금
후추 약간(두부는 단단한 부침용 두부로
구매해 주세요. 깨소금 대신 아마씨를 넣
어도 좋아요.)

도시락의 단골 메뉴인 유부 초밥. 하지만 유부 주머니 속에 들어 있는 탄수화물이
걱정된다면? 밥 대신 두부를 넣어 훨씬 부드럽고 담백해진 두부 유부 초밥을 시도
해 보자.

맛 평가 🍽️

Stephanie 밥보다 부드럽고 담백하다. 참치와 옥수수가 감칠맛을 제대로 살린다.

Sunny 촉촉하고 부드러워서 술술 넘어가는 듯.

Daniel 두부와 야채가 들어가면서 가볍게 즐길 수 있는 건강식이 되었다는 게 참 신기하네요.

조리 순서 🍳

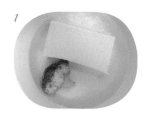

1

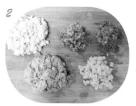

2

끓는 물에 두부와 브로콜리를 30초 정도만 데쳐 주세요.

두부는 수분을 제거해 으깬 뒤 소금, 후추로 간을 해 주세요. (다시백 같은 망에 넣어 짜면 수분을 제거하기가 쉬워요.) 옥수수는 흐르는 물에 한 번 헹구고 당근과 브로콜리는 잘게 다져 주세요.

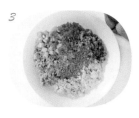

3

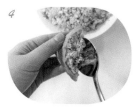

4

두부와 옥수수, 당근, 브로콜리, 통깨를 섞어서 속을 만들어 주세요.

만든 속을 유부에 한 스푼씩 넣어 완성해 주세요.

메뉴의 장점 💛

✓ 밥 대신 두부를 사용해 탄수화물 섭취를 줄일 수 있어요.

✓ 당근과 브로콜리에 풍부한 베타카로틴이 **시력 보호와 항산화 기능**을 합니다.

✓ 열량 대비 포만감이 높은 음식입니다.

영양 성분 분석 ⚖️

	열량(kcal)	탄수화물(g)	단백질(g)	지방(g)	식이섬유(g)	나트륨(mg)
두부 유부 초밥 1회분*	450.9	13.5	42.9	27.9	3.9	386.5

* 두부 150g, 참치 50g, 유부 100g, 옥수수 30g, 당근 12g, 브로콜리 12g, 통깨 5g, 소금 0.5g 기준

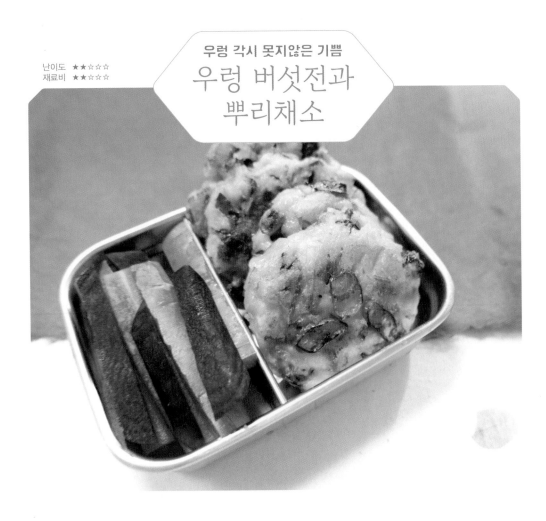

우렁 각시 못지않은 기쁨

우렁 버섯전과 뿌리채소

난이도 ★★☆☆☆
재료비 ★★☆☆☆

필요한 재료(2인분)

두부 1/3모(100g)
우렁이 1컵(100g)
팽이버섯 혹은 느타리버섯 등 원하는 버섯 한 컵(60g)
청양 고추 2개
부침 가루 1컵(100g)
당근, 비트, 고구마 등 원하는 뿌리채소 2컵, 식용유
*우렁이 대신 기름을 쪽 뺀 참치로 대체해도 좋아요.

된장국에서만 만났던 우렁이. 알고 보니 저지방 고단백의 알찬 식품이었다는 것! 버섯과 함께 팬 위에서 노릇하게 구워 새롭게 만나 보자.

맛 평가

Stephanie 스스로가 대견할 만큼 멋진 맛이었다. 우렁이의 쫄깃함은 전에서 빛을 발한다.

Bonnie 청양 고추 때문에 매콤해 전의 느끼함이 없어 좋아요!

Philip 식었다가 다시 데워 먹는 것인데도 맛이 좋네요.

128

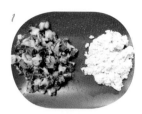

1

부침가루에 찬물을 넣고 잘
풀어 준 다음 두부는 수분을
최대한 제거하고, 우렁이는
굵은소금으로 깨끗이 씻어
줍니다.

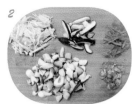

2

버섯은 먹기 좋은 크기로 자
르고 청양 고추는 얇게 채 썰
어 주세요.

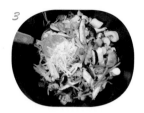

3

모든 재료를 한데 넣고 섞어
반죽을 만들어 주세요.

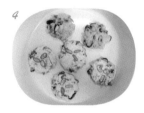

4

달궈진 팬에 식용유를 조금
붓고 한 스푼씩 올려서 노릇
하게 익혀 주세요. 뿌리채소
는 먹기 좋은 스틱 형태로 잘
라서 같이 곁들여 주세요.

메뉴의 장점 💛

✓ 전 하나 만으로도 탄수화물 ,단백질 ,지방의 균형이 좋아요.

✓ 우렁이는 저지방 고단백일 뿐만 아니라 칼슘이 굉장히 많이 들어 있어요.

✓ 두부를 사용해 부침가루(밀가루)를 적게 사용할 수 있어요.

영양 성분 분석 📇

	열량(kcal)	탄수화물(g)	단백질(g)	지방(g)	식이섬유(g)	나트륨(mg)
우렁 버섯전과 뿌리채소 1회분*	396.4	46.5	22.0	14.5	4.1	186.9

* 두부 50g, 우렁이 50g, 느타리버섯 30g, 청양 고추 8g, 부침가루 50g, 당근 50g, 비트 50g, 식용유 10g 기준

난이도 ★★★☆☆
재료비 ★★★☆☆

밥 위에 뿌려진 얼큰한 바다의 맛
새우 오징어 덮밥

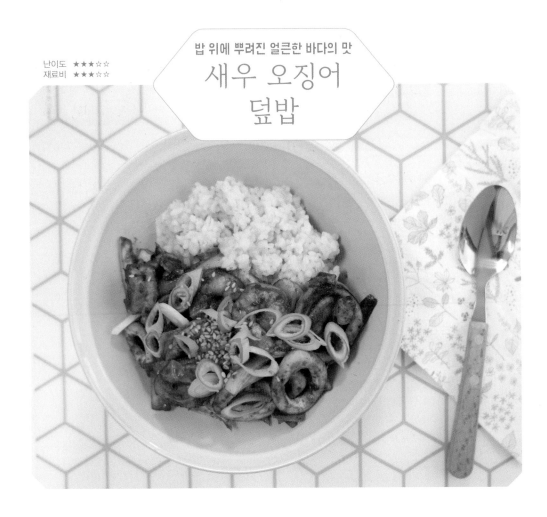

필요한 재료(2인분) 🏷

칵테일 새우 10미
오징어 1컵, **양파** 1/3개
양배추 1/2컵
통마늘 5톨
잡곡밥 2/3공기

양념

고춧가루 1스푼
고추장 1/2스푼
국시장국 1스푼, **통후추** 약간

저지방 고단백인 착한 해산물들이 조리하기 까다로울 것 같다고? 천만에. 해산물은 육류보다 빨리 익고 어떤 채소와도 다 잘 어울린다!

맛 평가 🍴🍷

Stephanie 해산물도 환영, 매운 맛도 환영. 다이어트를 잠시 잊게 해 줄 맛!

Claire 새우와 오징어의 등장만으로도 이미 합격!!

Alice 오동통한 새우의 식감과 양파의 아삭함이 너무 좋았던 덮밥!

조리 순서 🥣

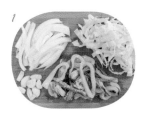

1

오징어, 양파, 양배추는 먹기 좋은 크기로 썰고 마늘은 얇게 저며 주세요.

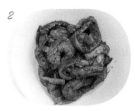

2

새우와 오징어, 양념 재료를 모두 넣고 잘 섞어 줍니다.

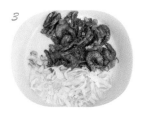

3

달궈진 팬에 마늘을 먼저 볶다가 갈색으로 변하면 새우와 오징어, 양배추를 넣고 익힙니다.

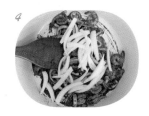

4

수분이 날아가면 양파를 넣고 짧게 익힌 뒤 불을 끄고 잡곡밥 2/3공기 위에 올려 함께 먹습니다.

메뉴의 장점 👌

√ 오징어와 새우에 풍부한 타우린 성분이 피로 회복과 콜레스테롤 수치를 낮춰 줍니다.

√ 식이섬유가 풍부한 양배추가 포만감을 줍니다.

영양 성분 분석 📇

	열량(kcal)	탄수화물(g)	단백질(g)	지방(g)	식이섬유(g)	나트륨(mg)
새우 오징어 덮밥 1회분*	329.1	44.5	29.7	3.1	4.7	545.7

* 새우 60g, 오징어 60g, 양파 20g, 양배추 20g, 통마늘 10g, 잡곡밥 140g, 고춧가루 2g, 고추장 2g, 국시장국 5g 기준

도시락 쌀 때
이것만은 꼭 기억해 주세요!

도시락을 쌀 때 가장 주의해야 할 점은 크게 두 가지. 음식이 상하지 않도록 하는 것과 음식물이 흘러나오지 않도록 하는 것입니다. 이를 위해서는 아래 주의 사항을 꼭 기억해 주세요.

- 육류나 해산물은 완전히 익힙니다 : 식감이 조금 질겨진다 해도 완벽하게 익혀 주세요.
- 익히지 않는 채소나 과일은 세척을 깨끗이 합니다 : 채소나 과일 껍질에 있는 세균들이 다른 식품과 접촉하면 부패 속도가 빨라집니다.
- 섭취 전까지는 냉장 보관해 주세요 : 사무실과 같은 곳에 냉장고가 있다면 드시기 전까지 잊지 말고 냉장고에 넣어 주세요. 만약 냉장 보관이 어렵다면 도시락을 싼 후 3시간 이내에 드세요.
- 여름에는 아이스팩을 이용해 주세요 : 젤로 되어 있는 것을 이용해도 좋지만 없다면 지퍼백에 물을 살짝 얼려 도시락과 함께 싸는 것도 좋습니다.
- 밀폐 용기에 포장을 했어도 랩으로 한 번 더 싸 주세요 : 차갑던 음식이 상온에 노출되면 안쪽의 공기가 팽창하여 도시락 용기의 뚜껑이 열리기 쉽습니다. 스테인리스 소재라면 위험이 덜 하지만 플라스틱 소재의 통이라면 비닐 랩으로 한 번 더 싸서 안전하게 포장해 주세요.

도시락을 깜박한 날의
편의점 활용 식단

다이어트
talk talk
08

도시락 싸는 것도 부지런하지 않으면 힘들죠. 유난히 지치고 귀찮은 날이라면 도시락 대신 가까운 편의
점에서 다음과 같이 드시는 것도 좋아요. 물론, 편의점 활용 식단이라 하더라도 탄.단.지의 균형과 총 칼
로리를 고려하여 제안합니다.

- 바나나 1개+닭가슴살 한 덩이(100g)+무가당 두유 혹은 저지방 우유 200ml=약 350kcal
- 사과 1개+계란 2개+견과류 한 봉(20g)=약 370kcal
- 당류 적은 시리얼바 1개+우유 200ml+방울토마토(10개 이상)=약 320kcal
- 무가당 오렌지 주스 혹은 토마토 주스 200ml+계란 2개+견과류 한 봉(20g)=약 340kcal
- 당류 적은 요거트 100ml+바나나 2개+계란 1개=약 350kcal

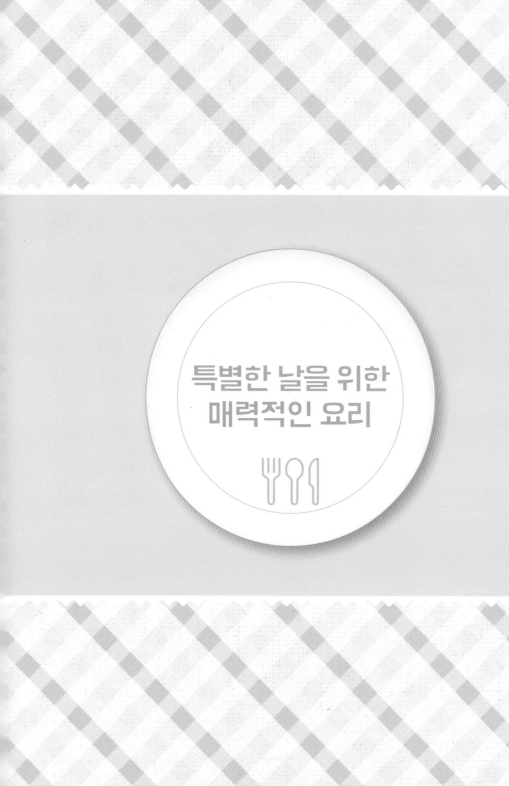

특별한 날을 위한
매력적인 요리

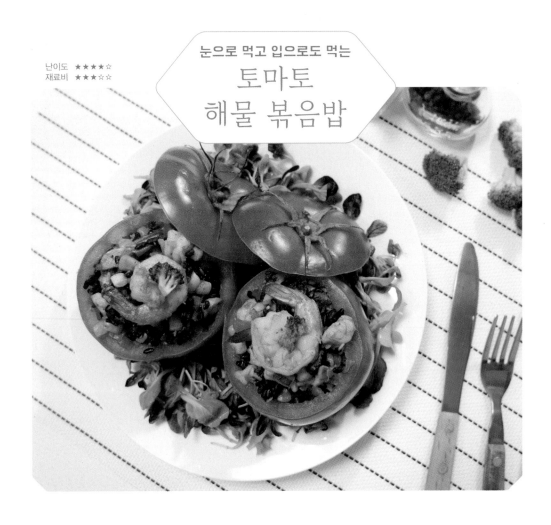

눈으로 먹고 입으로도 먹는

난이도 ★★★★☆
재료비 ★★★☆☆

토마토 해물 볶음밥

필요한 재료(2인분)

토마토(大) 2개(500g)
칵테일 새우 8미(90g)
오징어 한 컵(120g)
흑미 밥 1/2공기
다진 마늘 1/2스푼
**당근, 양파, 브로콜리, (캔)옥수수
등 자투리 재료**
고춧가루 1/2스푼
후추, 소금
식용유 약간

집으로 누군가를 초대했다. 왠지 특별하고 맛있는 한 끼를 대접하고 싶은데 뭐 없을까? 그럴 때는 노력 대비 거창해 보이는 토마토 해물 볶음밥이 딱 좋겠다.

맛 평가

Stephanie 토마토의 가벼운 듯 깊은 맛, 흑미 밥 특유의 고소함, 그 위에 올라간 해산물의 풍미.
Daniel 토마토의 은은한 향과 함께 해산물, 흑미가 섞여 굉장한 맛을 냅니다.
Paul 토마토 맛이 강할 줄 알았는데 생각보다 덜하네?

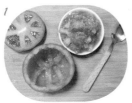
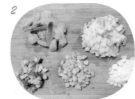
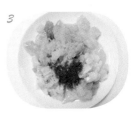

1 토마토는 깨끗이 씻어 1/5정도 되는 지점을 잘라 뚜껑을 만들고 속은 작은 스푼으로 잘 파서 따로 접시에 모아 둡니다.

2 새우, 오징어, 당근, 양파, 브로콜리 등 자투리 재료는 잘게 다져 둡니다.
(각 1~2스푼 정도 나오는 양)

3 새우와 오징어는 고춧가루, 다진 마늘, 후추를 넣고 잘 버무립니다.

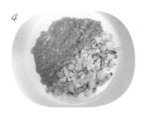
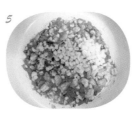

4 달궈진 팬에 식용유 한 스푼과 토마토 속을 넣고 먼저 볶다가 자박자박해지면 새우, 오징어, 소금을 넣고 함께 볶습니다.

5 오징어가 다 익으면 팬에 야채, 밥, 남은 토마토 속을 모두 넣고 잘 섞어 준 다음 불을 끄고 볶은 밥을 식힌 뒤 토마토에 넣어 완성합니다.

메뉴의 장점 👌

✓ 토마토에 있는 라이코펜이 **항산화 기능**을 합니다.

✓ 밥보다는 해산물과 채소의 양이 월등히 많아 일반 볶음밥 대비 혈당 **지수와 열량**이 낮아요.

✓ 애매하게 남은 자투리 채소를 활용할 수 있어요.

영양 성분 분석 ⚖️

	열량(kcal)	탄수화물(g)	단백질(g)	지방(g)	식이섬유(g)	나트륨(mg)
토마토 해물 볶음밥 1회분*	359.7	51.5	27.0	5.3	2.5	493.8

* 흑미 밥 50g, 토마토 250g, 새우 45g, 오징어 60g, 마늘 2g, 옥수수 10g, 브로콜리 10g, 양파 10g 소금 0.5g, 식용유 3g 기준

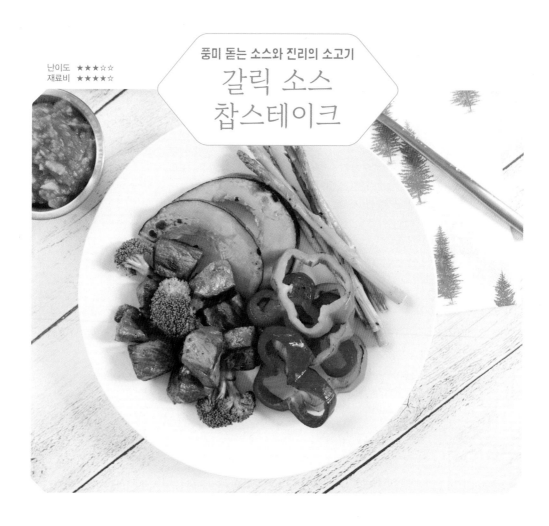

풍미 돋는 소스와 진리의 소고기

갈릭 소스
찹스테이크

난이도 ★★★☆☆
재료비 ★★★★☆

필요한 재료(1인분)

소고기(등심/토시살) 120g
**피망, 브로콜리, 아스파라거스, 양
파 등 원하는 채소** 1컵

소스 재료(4인분)

다진 마늘 4스푼
토마토 1개, 양파 1/2개
올리고당 3스푼
올리브오일 1스푼
소금 약간

고열량, 고비용 음식하면 가장 먼저 떠오르는 것. 스.테.이.크! 다이어트 중에도 건
강하고 맛있게 즐길 수 있을까? 당연하지. 가벼운 소스 그리고 신선한 채소와 함께
라면 얼마든지!

맛 평가 🍴

Stephanie 갈릭 토마토 소스가 신의 한 수. 채소랑 먹어도 맛있다.

Sunny 이렇게 다이어트하라고 하면 나는 10년도 할 수 있을 듯.

Paul 소스가 정말 괜찮다. 개인적으로는 할라피뇨도 다져서 넣고 싶어.

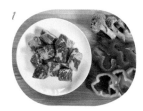

1 소고기는 깍둑썰기하고 피 망, 브로콜리, 당근 등 함께 볶을 채소는 먹기 좋은 크기 로 썰어 줍니다.

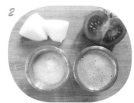

2 소스용 토마토와 양파는 믹서 에 갈거나 잘게 다져 주세요.

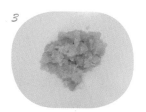

3 달궈진 팬에 올리브유 한 스 푼과 다진 마늘을 넣고 갈색 이 될 때까지 볶아 줍니다. (흐르는 소스가 아닌 페이스트 형태입 니다.)

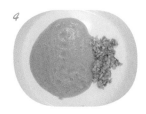

4 팬에 다진 양파와 토마토를 넣고 함께 볶다가 자박자박해 질 즈음 레드 와인, 소금을 넣 고 3~5분 정도 더 끓입니다.

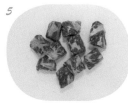

5 소스를 팬에서 덜어내고 소 고기는 강한 불에서 볶아 줍 니다.

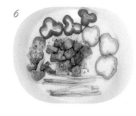

6 표면이 다 익은 듯하면 채소 들을 넣고 같이 1~2분 정도 더 볶다가 불을 끕니다.

메뉴의 장점 💝

✔ 설탕, 포화 지방, 나트륨이 많은 기존의 스테이크 소스와는 달리 건강하고 열량이 낮아요.

✔ 브로콜리, 아스파라거스, 당근 등에 풍부한 비타민A는 살짝 볶았을 때 흡수율이 더 높아집니다.

영양 성분 분석 ⚖

	열량(kcal)	탄수화물(g)	단백질(g)	지방(g)	식이섬유(g)	나트륨(mg)
갈릭 소스 찹스테이크 1회분*	313.9	8.8	27.2	17.3	1.2	111.7
1회분 + 단호박 150g	412.9	18.7	29.7	17.6	3.9	116.2

* 등심 120g, 피망 30g, 브로콜리 30g, 아스파라거스 30g, 마늘 7g, 토마토 50g, 양파 10g, 올리고당 4g 기준

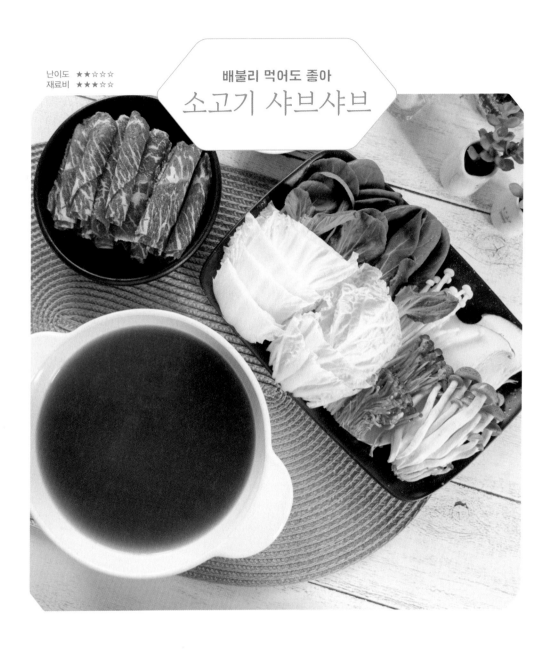

배불리 먹어도 좋아

소고기 샤브샤브

지긋지긋한 채소도 이렇게 하면 무한 흡입할 수 있다. 깊은 맛 나는 국물에 살짝 익힌 채소와 소고기 한 점, 매콤하게 입맛 돋우는 칠리소스만 있다면!

필요한 재료 🏷️ 샤브샤브용 소고기(등심/부채살) 120g, 청경채, 배추, 치커리, 버섯 등 원하는 채소, 칠리소스 1/4컵,
(1인분) 청양 고추 1개

육수 재료 대파 1뿌리, 표고버섯 2개, 다시마 1장, 손질한 멸치 7마리, 국시장국 4스푼

맛 평가 🍴 *Stephanie* 샤브샤브는 다이어트 인생의 멘토 같은 분. 청양 고추 넣은 칠리소스는 소스를 덜 먹게 해 줘서 좋다.

Sunny 채소를 맛있게 먹는 유일한 방법인 듯. 특히 먹고 나면 속이 편해서 좋아.

Mommy 엄마는 매일 이렇게 먹고 싶다.

조리 순서 🥣

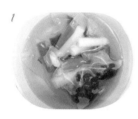

1

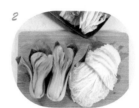

2

냄비에 물 5컵을 넣고 끓기 시작하면 육수 재료를 넣어 마저 끓입니다.

(다시백 등에 넣어 육수를 내면 국물을 더 깔끔하게 만들 수 있어요.)

국물을 내는 동안 청경채, 배추, 버섯 등을 깨끗이 손질합니다. 육수가 충분히 우러나면 대파, 다시마 등을 모두 걸러 내고 국물만 남겨 다시 끓이고 소고기와 채소 등을 살짝 익혀 먹습니다.

메뉴의 장점 💗

✔ 채소와 삶은 고기를 먹게 되는 건강식입니다.

✔ 채소는 배부르게 먹어도 열량이 높지 않아요.

✔ 청양 고추의 매운 맛은 **식욕을 억제해** 주고 **신진대사를 높입니다.**

영양 성분 분석 📊

	열량(kcal)	탄수화물(g)	단백질(g)	지방(g)	식이섬유(g)	나트륨(mg)
소고기 샤브샤브 1회분*	359.5	17.9	30.9	17.6	8.7	459.0
1회분 + 현미밥 반 공기(100g)	483.5	47.9	35.1	19.4	10.3	460.3

* 소고기 120g, 청경채 100g, 배추 100g, 버섯 100g, 칠리소스 30g, 청양 고추 10g 기준

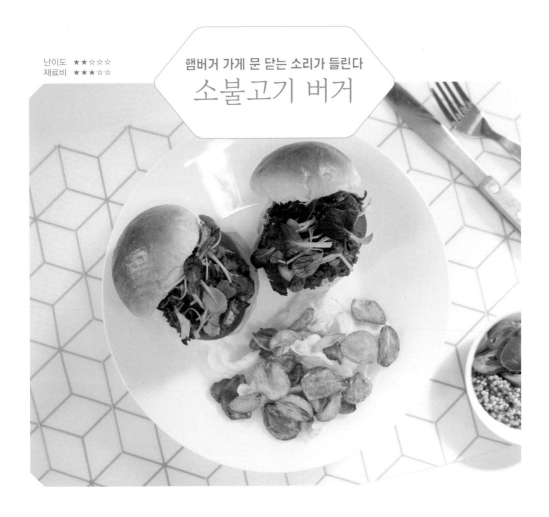

햄버거 가게 문 닫는 소리가 들린다
소불고기 버거

필요한 재료(1인분)

소 등심(불고기용) 70g
모닝빵 2개(50g)
슬라이스 치즈 2장
양파 2슬라이스(50g)
마늘 4톨
토마토 슬라이스한 것 2개
양상추 2장(혹은 잎채소 동량)
홀머스터드 1스푼
국시장국 1/2스푼
후추 약간, **식용유** 1스푼

어떤 부위를 어떻게 썼는지 알 수 없는 다 갈린 소고기 패티 말고, 고기 제대로 씹히는 그런 햄버거를 원한다면 강력 추천!

맛 평가

Stephanie 치즈와 간간한 소고기가 조화롭다.

Daniel 집에서 만든 버거는 맛이 없다고 생각했는데, 그것은 명백한 편견이었다!

Paul 홀머스터드의 새로운 발견. 단조로울 수 있는 버거를 살린 느낌!

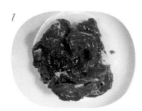

1

소고기는 먹기 좋은 크기로 썰어서 국시장국 1/2스푼과 후추로 밑간을 해 둡니다.

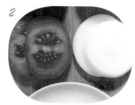

2

양파, 토마토, 마늘은 슬라이스로 썰어 두 조각씩 준비하고 양상추(잎채소)는 흐르는 물에 씻은 뒤 채에 받쳐 둡니다.

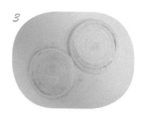

3

팬 위에 식용유를 두르고 양파를 앞뒤로 노릇하게 구운 뒤 꺼내고 마늘을 볶아 줍니다.

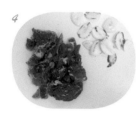

4

마늘이 갈색이 되면 소고기를 넣고 함께 익힙니다.

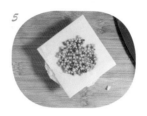

5

모닝 빵을 반으로 갈라 치즈, 홀머스터드, 양파, 토마토, 소고기, 잎채소 순으로 올려 마무리합니다.

메뉴의 장점 👌

✔ 빵, 소고기, 치즈의 조화로 탄.단.지를 고루 섭취할 수 있어요.

✔ 채소가 다양하게 들어가 **비타민, 무기질 섭취에 도움**을 줍니다.

✔ 설탕이나 포화 지방이 들어가지 않아 보다 건강한 버거를 맛볼 수 있어요.

영양 성분 분석 ⚖️

	열량(kcal)	탄수화물(g)	단백질(g)	지방(g)	식이섬유(g)	나트륨(mg)
소불고기 버거 1회분*	433.4	45.7	25.8	15.2	0.9	483.2

* 소고기 70g, 모닝 빵 50g, 슬라이스 치즈 40g, 양파 50g, 마늘 15g, 토마토 50g, 홀머스터드 5g, 국시장국 3g, 식용유 4g

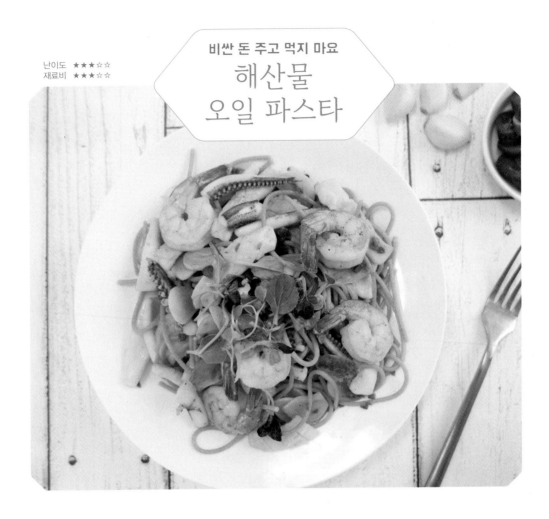

난이도 ★★★☆☆
재료비 ★★★☆☆

비싼 돈 주고 먹지 마요
해산물
오일 파스타

필요한 재료(1인분)

통밀 파스타 80g
오징어 1컵
칵테일 새우 6미
마늘 5톨
할라피뇨 7조각
올리브유 2스푼
소금
후추 약간

다이어트 중에는 파스타를 먹을 수 없다? NO! 통밀로 만든 면이라면 쌀밥보다 더 좋은 밀가루 음식이 될 수 있다.

맛 평가

Stephanie 할라피뇨와 마늘을 좋아하는 나로서는 파스타에서 나는 향만 맡고도 100점을 주었다.

Daniel 해산물 가득, 기쁨 가득, 부담은 Bye!

Paul 통밀 파스타가 약간 나무 껍데기(?) 맛이 나지만 해산물이 많아서 용서가 됩니다.

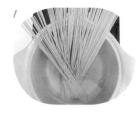

1

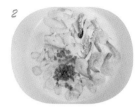

2

통밀 파스타를 끓는 물에 소금 1/2스푼과 올리브유 한 스푼을 넣고 약 10분 간 삶습니다.

(올리브유를 넣어야 면이 뭉치지 않아요)

팬 위에서 올리브 오일 1스푼과 함께 마늘을 볶다가 오징어, 새우, 할라피뇨, 후추를 넣고 볶습니다.

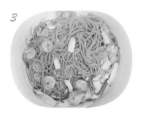

3

오징어가 거의 다 익었을 즈음 익힌 파스타 면을 넣고 1분 정도 더 볶아 줍니다.

메뉴의 장점 ❤

✓ 오징어와 새우에 풍부한 타우린 성분이 피로 회복과 콜레스테롤 수치를 낮춰 줘요.

✓ 마늘과 할라피뇨의 향과 맛 덕분에 삼삼하게 간을 하더라도 충분히 맛있게 먹을 수 있어요.

✓ 통밀 파스타가 혈당 지수를 낮춰 주고 식이섬유의 섭취를 늘려 줍니다.

영양 성분 분석 ⏲

	열량(kcal)	탄수화물(g)	단백질(g)	지방(g)	식이섬유(g)	나트륨(mg)
해산물 오일 파스타 1회분*	526.7	66.8	43.9	11.8	0.4	553.0

* 통밀 파스타 80g, 오징어 100g, 칵테일 새우 70g, 마늘 20g, 할라피뇨 20g, 올리브유 5g 기준

일주일에 한 번 정도는 먹고 싶은 거 먹으면 안 될까요?

한 주 간 열심히 일하고 주말에 쉬듯, 다이어트도 주말에 한 끼 정도는 먹고 싶은 것을 먹어 줘야 할 것 같죠? 수고한 내 자신을 위로할 겸, 남은 여정을 위해 에너지를 충전할 겸. 하지만 그 한 끼도 그다지 마음이 편하지 않다면? 어쩌다 한 번 매력적인 음식과 외도하는 날 '치팅데이(Cheating day)', 정말로 괜찮을까요?

결론부터 말하면 전혀 괜찮지 않아요. 물론 '다이어트를 안 하느니만 못하다' 하는 정도는 아니에요. 하지만 치팅데이를 허락했던 분들을 보니 체지방 감량 속도가 기대치에 비해 너무 더뎠어요.
예를 들어, 10일 동안 정석대로 식이 조절을 한 사람이 10kg이 빠졌다면 9일 잘하고 단 하루 원 없이 먹고 싶은 것 먹은 사람은 3kg이 빠져요. 억울하지 않나요? 계산기를 두드려 보면 9 아니면, 최소 5kg은 빠져야 하는데 말이죠.
이렇게 부당한 결과가 나오는 원인이 무엇일까 고민한 결과 가장 유력한 가설은 이런 것이었습니다. 인간의 몸은 오래 유지해 왔던 체중으로 돌아가려는 습성이 있어요. 그것을 안정적인 상태로 인식하기 때문이죠. 그래서 단기간 동안 빠진 체중 1~2kg은 언제든 다시 올라오기 쉬운 상태라고 볼 수 있어요. 이때, 고열량의 음식을 섭취해 버리면 들어오는 모든 음식물들을 모조리 흡수해 버려요. 본연의 모습으로 돌아가겠다는 것이죠.
결과가 이렇다 보니 치팅데이를 대놓고 추천하기는 쉽지 않아요. 어쨌든 많은 사람들이 빠른 변화를 원하니까요.
하지만 치팅데이가 주는 정신적인 효과는 실로 대단합니다. 주말에 치킨과 맥주가 기다리고 있다는 희망 덕분에 주중에는 풀떼기를 뜯어도 버틸 수 있으니까요. 그렇기 때문에 치팅데이를 그만두라고 강요하고 싶지는 않아요. 아래의 몇 가지 사항만 유의해 준다면 말이죠.

첫 번째, 평소 너무 극단적인 식단을 진행하고 있는 것은 아닌지 생각해 봐야 합니다. 지나치게 적게 먹는 식단은 스트레스를 누적시키고 결과적으로 치팅데이에 너무 의존하게 만들어 버리거든요.
두 번째, 치팅데이를 핑계로 지나친 과식 혹은 과음하는 것은 아닌지 생각해 봐야 합니다. 만약 주말에 삼겹살을 먹는 약속을 잡았다면, 일단 먹습니다. 대신 한 주 간 쪼그라들었던 위 용량에 맞춰 배부르다는 신호를 느끼면 그때는 수저를 내려놓아야겠죠? 이상한 보상 심리 때문에 힘들게 줄여 놓은 위를 늘릴 필요는 없을 테니까요.

이 두 가지만 잘 지킨다면 치팅데이도 나쁘지 않아요. 오히려 정신 건강에는 이롭죠.

탱글탱글한 새우와 따뜻한 국물의 조화
새우 잔치 국수

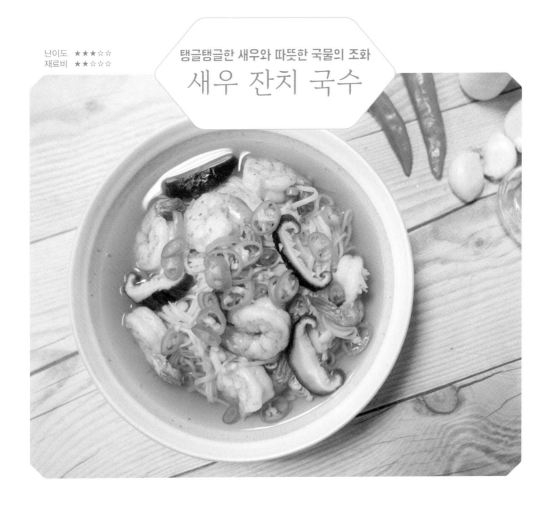

필요한 재료(1인분)

소면 50g
칵테일 새우 7미(80g)
팽이버섯 한 팩(100g)
청양 고추 1개
국시장국 1스푼
후추 약간

국물용 재료

대파, 마늘, 표고버섯 등

국수도 밀가루라 기피했다면 소면으로 둔갑한 팽이버섯이 듬뿍 담긴 잔치 국수에 도전해 보자. 면을 갈망하다 지친 마음을 따뜻하게 달래 줄 것이다.

맛 평가 🍴

Stephanie 대파, 마늘, 표고버섯, 청양 고추가 만든 깊고 칼칼한 국물은 자꾸 생각날 것 같다.

Sunny 새우는 간간하고 국물은 맑고 칼칼한 국수.

Daddy 김치를 부르는 맛인데?

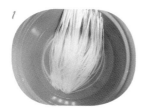

1

끓는 물에 소면을 넣고 삶은 뒤 꺼내서 찬물에 헹궈 체에 밭쳐 둡니다.

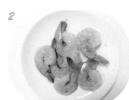

2

새우는 해동한 뒤 흐르는 물에 한 번만 헹궈 후추와 국시장국 1/2로 밑간을 해 둡니다.

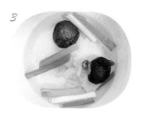

3

냄비에 물 3컵과 대파, 마늘, 표고버섯을 넣고 끓여 국물을 내고 5분 뒤 건져 냅니다.

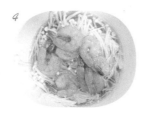

4

육수에 새우와 팽이버섯을 넣고 익히면서 국시장국 1/2을 넣어 간을 합니다.

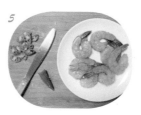

5

새우가 다 익으면 미리 삶아 둔 소면을 넣고 30초 정도 짧게 끓인 뒤 접시로 옮긴 다음 청양 고추는 얇게 썰어 위에 고명처럼 얹습니다.

메뉴의 장점

✓ 국물에 특별한 간을 하지 않아도 감칠맛이 충분해요.

✓ 청양 고추에 있는 캡사이신이 신진대사를 높여 **추가적인 열량 소모**를 유도해요.

✓ 소면 대신 팽이버섯을 넣어 **칼로리와 혈당 지수를 낮출 수 있어요.**

영양 성분 분석

	열량(kcal)	탄수화물(g)	단백질(g)	지방(g)	식이섬유(g)	나트륨(mg)
새우 잔치 국수 1회분*	280	44.8	19.5	1.7	3.6	695.4

* 소면 50g, 새우 80g, 팽이버섯 100g, 청양 고추 10g, 국시장국 5g 기준

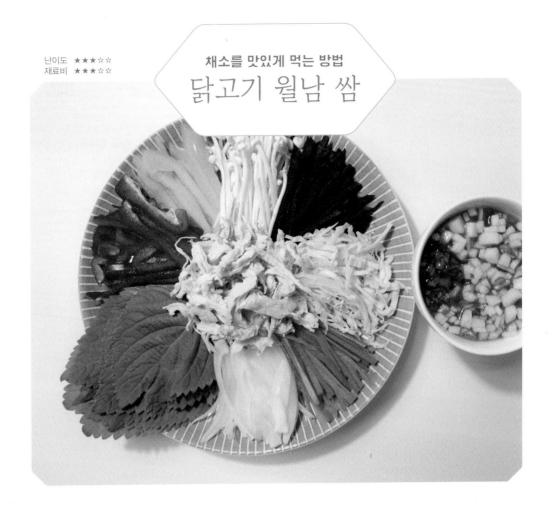

채소를 맛있게 먹는 방법
닭고기 월남 쌈

닭가슴살 샐러드는 진작에, 질렸고 쌓인 야채와 닭가슴살을 처리할 생각에 머리가
아프다면, 레시피에 작은 변화를 주어 큰 만족을 주는 월남 쌈을 시도해 보자.

필요한 재료(2인분)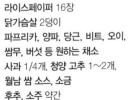

라이스페이퍼 16장
닭가슴살 2덩이
파프리카, 양파, 당근, 비트, 오이,
쌈무, 버섯 등 원하는 채소
사과 1/4개, **청양 고추** 1~2개,
월남 쌈 소스, 소금
후추, 소주 약간
(부드러운 식감을 위해 닭가슴살 대신 닭
안심을 사용해도 좋아요.)

맛 평가

Stephanie 채소를 맛있게 많이 먹을 수 있는 대표적인 방법!

Alice 간이 잘 배어 있어 소스를 따로 찍지 않아도 되는 '매너 월남 쌈.'

Claire 먹어도 먹어도 질리지 않는 너는 뭐니……♡

조리 순서 🥣

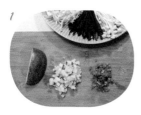

1

사과는 잘게 다지고 쌈에 들
어갈 채소는 채 썰어 준비합
니다.

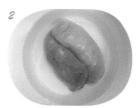

2

닭가슴살은 끓는 물에 소금, 후
추, 소주를 넣고 삶아 줍니다.

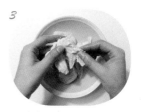

3

다 익은 닭가슴살은 꺼내 찬
물에 씻어 잘게 손으로 찢어
줍니다.

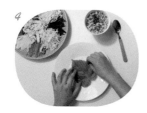

4

월남 쌈 소스에 사과를 함께
섞고, 뜨거운 물에 녹인 라이
스페이퍼 위에 닭가슴살과 채
소, 소스를 얹어 말아 줍니다.

메뉴의 장점 👌

✓ 파인애플 대신 사과를 이용해 당 섭취를 줄이고 소스의 부피를 늘려 나트륨 섭취를 줄일 수 있어요.

✓ 채소를 가열하지 않아 비타민을 파괴하지 않고 먹을 수 있어요.

✓ 쌈을 싸는 과정이 있기 때문에 식사 속도를 조절할 수 있어요.

영양 성분 분석 ⚖️

	열량(kcal)	탄수화물(g)	단백질(g)	지방(g)	식이섬유(g)	나트륨(mg)
닭고기 월남 쌈 1회분*	388.8	59.9	26.3	14.9	3.3	192.2

* 라이스페이퍼 50g, 닭가슴살 100g, 파프리카 20g, 양파 20g, 비트 20g, 당근 20g, 팽이버섯 20g, 사과 20g, 청양 고추 10g, 월남 쌈
소스 15g

난이도 ★★★★☆
재료비 ★★☆☆☆

만두인 듯 만두 아닌 만두 같은 너
양배추 만두

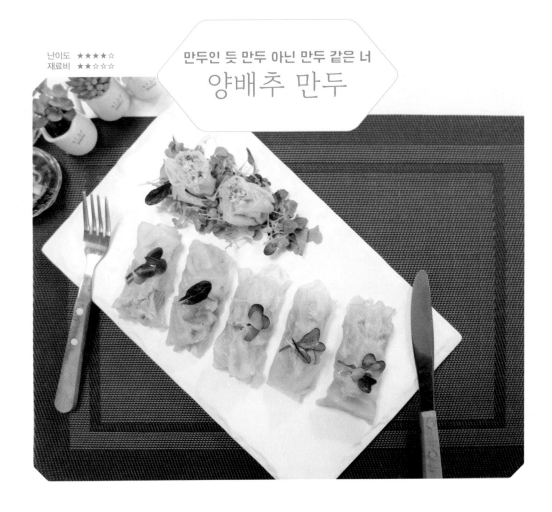

필요한 재료(1인분)

양배추 12장
다진 돼지고기(안심) 150g
두부 50g
당근, 브로콜리, 대파 등 자투리
채소 1/2컵
국시장국 2스푼
후추 약간

기름에 구운 만두가 너무도 먹고 싶은데 영양 성분표를 확인해 보니 예외 없이 열량이 너무도 높은 것. 그럴 때 만두를 포기할 수 없다면? 만두인 듯 만두 아닌 양배추 만두를 만들어 보자.

맛 평가 🍴

Stephanie 양배추가 모든 맛을 밋밋하게 만들 거라 생각했는데…… 완벽한 나의 착각이었다.

Alice 생각보다 맛있어요. 엄청 부드럽고!

Sunny 갓 쪄 냈을 때는 정말 진짜 만두 못지않았다.

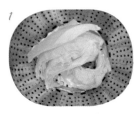

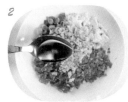

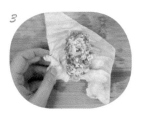

1 양배추를 끓는 물에 10분 동안(혹은 전자레인지에서 6분 정도) 익혀 줍니다.

2 자투리 채소는 잘게 채 썰어 돼지고기, 두부, 국시장국, 후추와 함께 섞어 줍니다.

3 양배추에 속 재료를 넣고 돌돌 말아 줍니다.

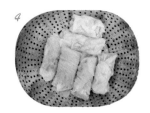

4 냄비에 채반을 올리고 그 위에 만두를 올려 한 번 더 쪄 줍니다.

메뉴의 장점 🥄

✓ 만두피 대신 양배추를 사용해 포만감은 높이고 열량은 낮췄어요.

✓ 지방이 적은 돼지고기 부위를 선택해 포화 지방의 섭취를 줄일 수 있어요.

✓ 자투리 채소나 고기의 종류를 바꾸면 다양한 메뉴로 응용이 가능해요.

영양 성분 분석 📇

	열량(kcal)	탄수화물(g)	단백질(g)	지방(g)	식이섬유(g)	나트륨(mg)
양배추 만두 1회분*	376.4	10.9	40.2	19.4	14.1	286.9

* 양배추 150g, 돼지고기 150g, 두부 50g, 당근 20g, 브로콜리 20g, 대파 10g, 국시장국 10g

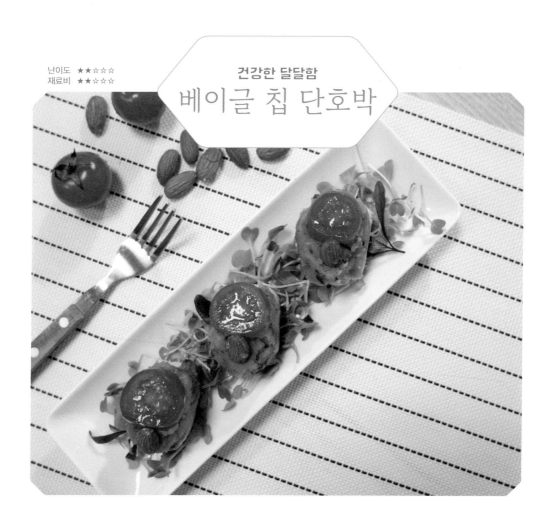

건강한 달달함
베이글 칩 단호박

필요한 재료(2인분)

단호박 1/3개(250g)

베이글 1개 혹은 무가당 비스킷
12조각

방울토마토 6알

아몬드 12알

올리고당 3스푼

오독오독 씹는 맛과 혀에서 녹는 부드러운 맛이 공존하는 요리. 카나페처럼 생긴 것도 예뻐서 친구들 불러다가 하나둘 집어먹기 좋은 요리.

맛 평가 🍴

Stephanie 바삭함과 부드러움이 어우러져 식감이 예술.

Sunny 단호박과 토마토가 들어 있어 가볍게 샐러드 먹는 느낌이 들다가도 아몬드가 있어 속이 든든함.

Paul 아예 올리고당을 넣지 않아도 괜찮을 정도로 단맛이 충분한데?

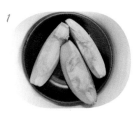

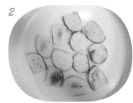

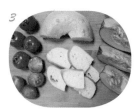

1

냄비에 물 1컵, 단호박을 넣고 부드러워질 때까지 쪄 줍니다.
(그릇이나 채반 위에 단호박을 올려 물이 직접 닿지 않게 하는 것이 좋아요.)

2

베이글은 슬라이스로 썰어 팬에 올려 바삭하게 구워 줍니다.

3

방울토마토도 깨끗이 씻은 뒤 슬라이스로 썰어서 준비합니다.

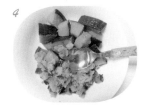

4

단호박이 다 익으면 으깨서 올리고당과 함께 섞어 준 뒤 베이글 칩 위에 단호박, 토마토, 아몬드를 순서대로 얹어 완성합니다.

메뉴의 장점 🥄

✓ 단호박에는 **식이섬유와 베타카로틴** 성분이 풍부합니다.
✓ 아몬드에는 **불포화 지방산과 비타민E, 칼슘 등이** 풍부합니다.
✓ 베이글 칩의 바삭하게 씹히는 소리가 포만감을 느끼는 데 도움을 줘요.

영양 성분 분석 ⚖️

	열량(kcal)	탄수화물(g)	단백질(g)	지방(g)	식이섬유(g)	나트륨(mg)
베이글 칩 단호박 1회분*	315.5	42.3	12.8	6.3	4.3	234.0
1회분 + 우유 300ml	428.0	56.7	21.8	8.7	4.3	384.0

* 단호박 125g, 베이글 60g, 방울토마토 50g, 아몬드 6g, 올리고당 7g 기준

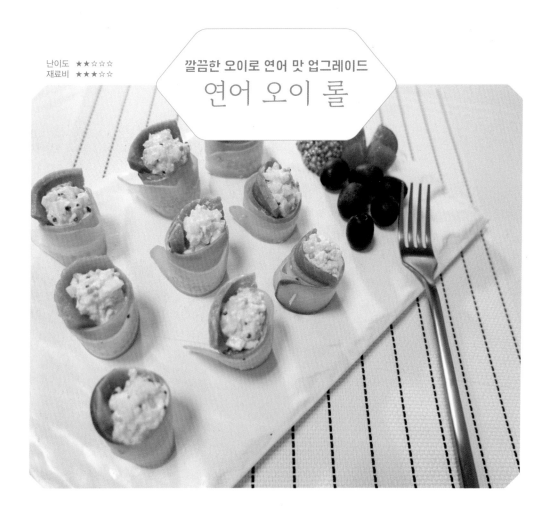

깔끔한 오이로 연어 맛 업그레이드

연어 오이 롤

필요한 재료(1인분)

연어 80g
오이 1개
양파 1/4개
두부 50g
하프 마요네즈 1스푼
홀 머스터드 1/2스푼
후추 약간

연어를 사랑하지만 몇 점 먹고 나면 느끼해서 금방 질려 버린다. 처음 먹었을 때 그 맛 그대로를 끝까지 느끼게 하는 요리 어디 없을까?

맛 평가 🍴

Stephanie 풍미 있는 연어 그리고 깔끔한 오이가 이렇게 잘 어울릴지 몰랐어.

Sunny 연어를 좋아해서 많이 먹으러 다니는데 이런 조화는 또 처음이네.

Paul 조금만 더 간을 세게 한다면 시중에서 팔아도 좋을 것 같아.

조리 순서 🥣

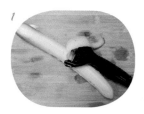

1

오이는 감자 깎는 칼을 이용
해 얇게 포를 떠 줍니다.

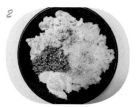

2

두부와 양파는 다져서 마요
네즈, 홀 머스터드, 후추와 함
께 섞어 줍니다.

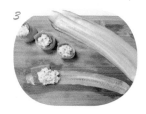

3

오이 위에 연어와 두부 속을
올리고 안에 공간을 만든 뒤
둥글게 말아 줍니다.
(롤이 풀릴 경우 이쑤시개 등을 이용
하여 고정시킵니다.)

메뉴의 장점 🧤

ˇ 1회분에 오이 한 개가 다 들어가기 때문에 채소를 충분히 섭취하게 됩니다.
ˇ 홀 머스터드와 양파, 오이가 연어의 느끼한 맛을 잡아 줍니다.

영양 성분 분석 ⚖️

	열량(kcal)	탄수화물(g)	단백질(g)	지방(g)	식이섬유(g)	나트륨(mg)
연어 오이 롤 1회분*	197.7	5.5	23.8	9.1	3.4	52.3
1회분 + 바나나 1개(100g)	302.7	32.4	25.0	9.5	6.5	53.3

* 연어 80g, 오이 150g, 두부 50g, 하프마요네즈 5g, 홀 머스터드 3g 기준

다이어트
talk talk
09

간식의 유혹에
대처하는 방법

식사와 식사 사이 불쑥불쑥 찾아오는 식욕이 걱정이라면 틈틈이 먹을 간식을 준비하는 것도 좋죠. 하지만 그것이 초콜릿, 콜라일 수는 없으니 지금부터 간식의 유혹에 현명하게 대처하는 방법 세 가지를 알려드릴게요.

채소류는 마음껏 먹자!
기본적으로 채소류는 (오이, 당근, 비트, 토마토, 브로콜리 등) 양 제한 없이 마음껏 먹어도 돼요. 채소류는 칼로리는 낮고 포만감 높아서 다이어트 중 가장 좋은 간식입니다. 방울토마토 30알은 100kcal 정도밖에 안 되거든요.

과일로 대체하고 싶다면 하루 한 번만!
아래 목록 중에서 기호에 맞는 것으로 선택하면 됩니다.(택 1)
– 바나나 1.5개/사과 1개/배 1개/포도 1/2 송이/오렌지 1개/귤 2~3개/복숭아 1개

달달한 과자가 먹고 싶다면?
가공 과자류는 다이어트할 때 피하는 것이 상책이지만 매일 억누르기만 한다면 폭식과 함께 다이어트를 포기하게 될 위험도 있죠! 그래서 주 1~2회는 좋아하는 간식을 섭취해도 좋아요. 단! 하루 150kcal 이내로 섭취합니다. 포장지에 있는 영양 성분표를 잘 보고 계산해 주세요. 만약 양 조절이 어려울 것 같다면? 그런 경우 더더욱 부딪쳐 가며 양 조절을 연습해야 합니다. 평생 간식을 안 먹을 수도 없고 먹을 때마다 지나치게 많은 양을 먹는 것은 바람직하지 않으니까요.

800kcal
단기 다이어트 식단

웨딩 촬영, 면접 등 특수한 목적을 가지고 있는 사람들, 혹은 2주 정도에 걸쳐 빠르게 감량하고 그 이후에 유지 기간을 갖는 다이어트를 하고 싶은 사람들에게만 추천하는 식단입니다. 본인이 한 달 이상의 장기 다이어트를 해야 한다고 생각한다면 하루 1,200kcal 이상 섭취하는 것이 바람직하니 아래 내용은 단순 참고만 하시기를 바랍니다.

1DAY	아침	항산화 주스 (p.28)+계란 1개
	점심	바나나 1개+닭가슴살 한 덩이(100g)+무가당 두유 혹은 저지방 우유(200ml)
	저녁	두부 스크램블 에그 (p.84)

2DAY	아침	해독 주스 (p.32)+계란 1개
	점심	당류 적은 요거트(100ml)+바나나 2개+계란 1개
	저녁	닭가슴살 샐러드 (p.110)+무가당 아몬드 우유

3DAY	아침	쾌변 주스 (p.34)
	점심	반숙 계란 장조림 (p.68) 2개+잡곡밥 1/2공기+채소 반찬(종이컵 1컵)
	저녁	콥 샐러드 (p.112)

4DAY	아침	바나나 1개+견과류 1봉
	점심	흰 우유(200ml)+그래놀라 시리얼(1.5컵)+방울토마토 10개
	저녁	고구마(종이컵 1컵)+닭가슴살(100g)+오이 1개

5DAY	아침	검은콩 셰이크 (p.44)
	점심	사과 1/2개+계란 1개+방울토마토 10개
	저녁	단호박 1/4통(200g)+흰 우유(200ml)

이 다섯 가지 식단 모두 800kcal 안팎이니 원하는 것으로 선택해서 진행하되, 기간은 4주를 넘기지 않도록 유의해 주세요.

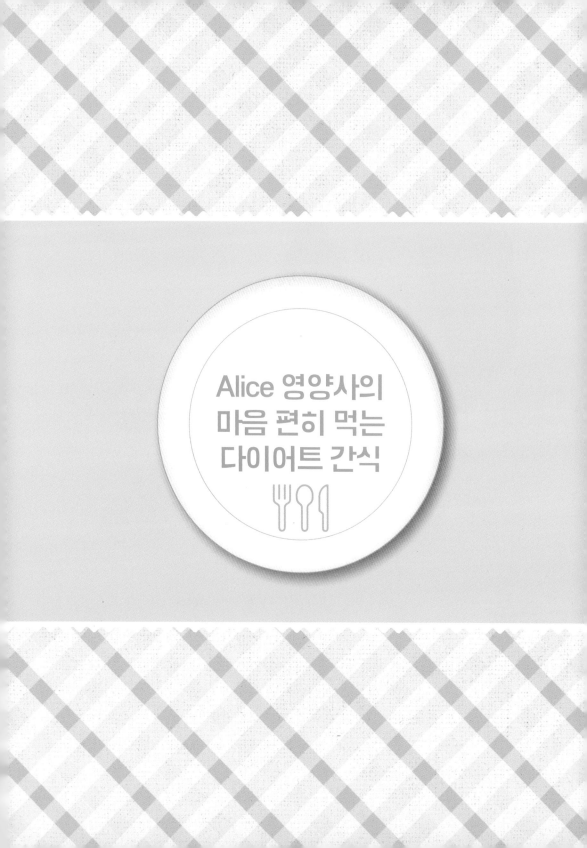

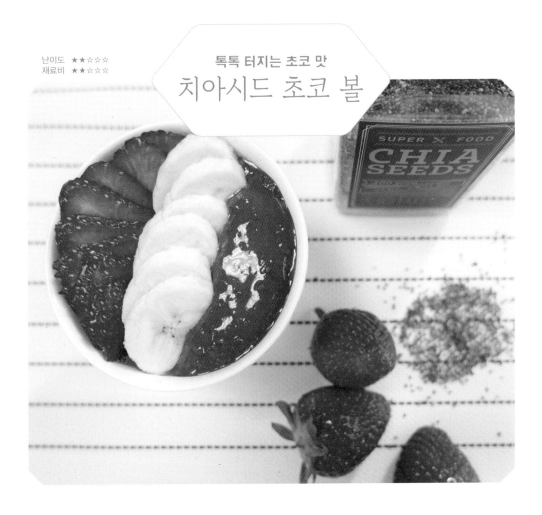

난이도 ★★☆☆☆
재료비 ★★☆☆☆

톡톡 터지는 초코 맛
치아시드 초코 볼

필요한 재료(1인분)

바나나 1개
카카오 가루 3스푼
요거트 100g
약간의 우유(점도를 위하여)
치아 시드 4스푼

초콜릿은 언제나 진리이지만 설탕 없는 다크 초콜릿은 힘들다? 그런 생각을 가진
초코 덕후를 위한 간식이 여기 있다.

맛 평가 🍴

Alice 차갑게 먹으면 더욱 맛있다!
Claire 하와이에서 먹은 아사이볼을 능가하는 맛! 정말 맛있다.
Stephanie 치아 시드의 씹는 맛이 좋은데?

162

조리 순서 🥣

1
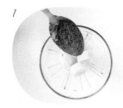
바나나 1개, 요거트 100g,
카카오 가루 3스푼을 믹서에
넣고 갈아 주세요.

2
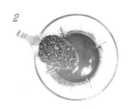
먹기 좋은 용기에 담고 치아
시드를 넣어 섞어 주세요.

3
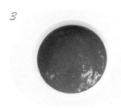
냉동고에 최소 30분 이상을
얼려 주세요.

메뉴의 장점 🧤
✓ 치아 시드의 오메가-3, 섬유질을 섭취할 수 있어요.
✓ 치아 시드가 젤리처럼 돼 당의 흡수 속도를 지연시켜 혈당 지수를 낮춰 줍니다.
✓ 설탕 대신 들어간 바나나가 충분히 달콤한 맛을 내 줍니다.

영양 성분 분석 ⚖

	열량(kcal)	탄수화물(g)	단백질(g)	지방(g)	식이섬유(g)	나트륨(mg)
치아 시드 초코 볼 1회분*	191.1	33.4	6.2	4.8	3.1	76

* 바나나1/4개, 고구마1/4개, 계란 흰자 1/4개, 아몬드 6g 기준

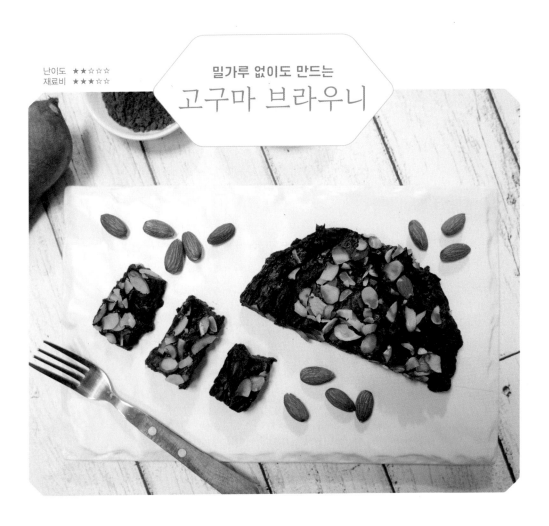

난이도 ★★☆☆☆
재료비 ★★★☆☆

밀가루 없이도 만드는
고구마 브라우니

필요한 재료(2인분)

바나나 1개
고구마 1개
계란 흰자 1개(머랭용)
카카오 가루 30g
약간의 우유
아몬드 슬라이스 15g(고명용)

다이어트 중에 '빵은 절대로 안 된다'는 선입견을 깨 보자. 여기 '밀가루 없는 빵'이 있으니까. 빵 좋아하는 사람들이여 여기 모여라! 바나나와 고구마로 쫀득한 브라우니를 만들어 보자.

맛 평가 🍴

Alice 바나나의 단맛과 카카오가 어우러지는 맛!

Stephanie 뭐지 이 끈덕지게 생각나는 맛은?

Sunny 아니, 이거 살짝 얼려서 먹으면 대박이겠는데?

조리 순서 🥣

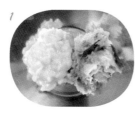

1

바나나와 찐 고구마를 볼에 넣고 함께 으깹니다.
(퍽퍽할 경우 약간의 우유를 넣어도 좋습니다.)

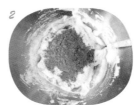

2

카카오 가루 30g을 넣어 함께 섞어 줍니다.

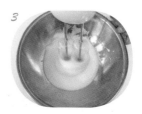

3

계란을 흰자와 노른자로 분리한 뒤, 거품기를 이용하여 계란 흰자로 머랭을 만듭니다.

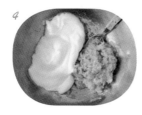

4

머랭을 반죽에 넣어 함께 섞어 줍니다. 이때, 머랭이 깨지지 않도록 십자 모양으로 섞어 줍니다.

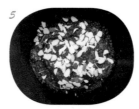

5

틀 안에 약간의 올리브유를 넣고 닦아서 기름 막을 형성한 다음 밥통 안에 반죽을 넣고, 고명으로 아몬드 슬라이스를 뿌려 줍니다. 그런 다음 밥통의 '만능찜' 기능으로 40분 간 조리합니다.

메뉴의 장점 👌

∨ 오븐 없이 빵을 만들 수 있다는 간편함이 있습니다.

∨ 바나나의 칼륨, 고구마의 식이섬유로 양 대비 포만감이 높은 간식입니다.

영양 성분 분석

	열량(kcal)	탄수화물(g)	단백질(g)	지방(g)	식이섬유(g)	나트륨(mg)
고구마 브라우니 1회분*	160.7	23.2	5.1	3.1	2.4	46.7
1회분 + 저지방 우유 200ml	235.7	32.9	11.2	4.7	2.5	146.7

* 바나나1/4개, 고구마1/4개, 계란 흰자 1/4개, 아몬드 6g 기준

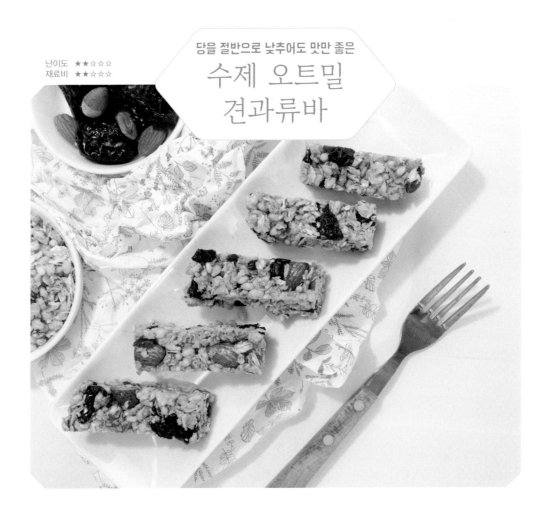

난이도 ★★☆☆☆
재료비 ★★☆☆☆

수제 오트밀 견과류바

필요한 재료(4인분)

오트밀 약 120g
아몬드 약20g
통곡물 뮤즐리 60g
프룬 7알 이내(35g)
올리고당 20g

오트밀과 견과류로 만드는 견과류바. 시중에서 판매하는 것보다 당도를 줄일 수 있어서 다이어트 간식으로도 제격!

맛 평가

Alice 오트밀 때문에 부드럽게 씹히는 식감이 좋다.

Stephanie 시중에서 파는 시리얼바에 비해서 훨씬 고소하고 신선한 맛. 무엇보다 직접 당도 조절을 할 수 있다는 것이 가장 좋다.

Claire 기대 이상인데? 집에 좀 싸 가야지.♡

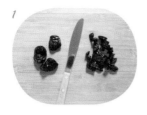

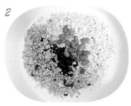

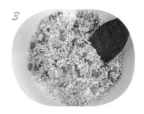

프룬을 잘게 다져 주세요.

약한 불에 기름이 없는 팬을 올리고, 오트밀, 아몬드, 뮤즐리를 넣고 살짝 볶아 주세요.

볶은 재료에 프룬을 넣고 잘 섞어 준 뒤 올리고당 2스푼을 넣고 볶아 줍니다.

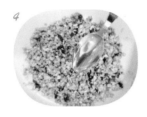

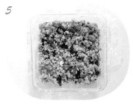

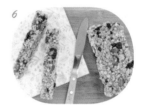

서로 달라붙기 시작하면 다시 한 번 올리고당 2스푼을 넣고 볶아 줍니다.

틀에 랩을 씌운 다음 안에 볶은 재료를 넣고 냉동고에서 30분 정도 얼려 둡니다.

다 식은 견과류를 꺼내 먹기 좋은 크기로 잘라 줍니다.

메뉴의 장점 👌

✔ 시중에서 판매하는 시리얼바 대비 당도가 현저히 낮아요.

✔ 먹기 좋은 크기로 잘라서, 휴대용 간식으로 가지고 다니기도 좋아요.

영양 성분 분석 ⚖️

	열량(kcal)	탄수화물(g)	단백질(g)	지방(g)	식이섬유(g)	나트륨(mg)
수제 오트밀 견과류바 2개 기준*	200.7	33.7	6.2	5.6	3.9	18.8

* 오트밀 약 120g, 아몬드 약 20g, 통곡물 뮤즐리 60g, 프룬 7알 이내(35g), 올리고당 20g 기준

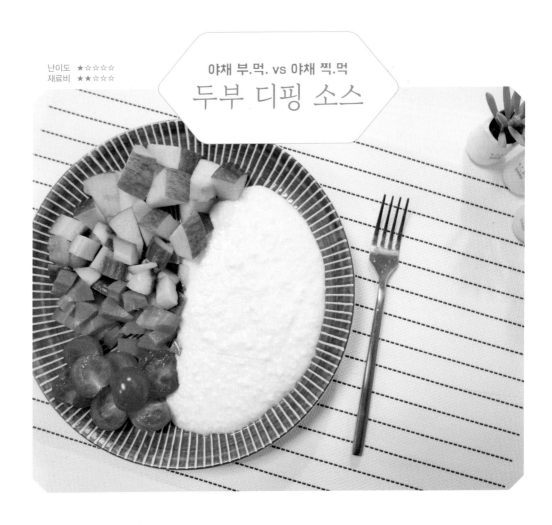

난이도 ★☆☆☆☆
재료비 ★★☆☆☆

야채 부.먹. vs 야채 찍.먹

두부 디핑 소스

필요한 재료(4인분) 🏷️

연두부 1개
요거트 1개
레몬 1/2개(레몬즙)
꿀 1스푼

두부와 요거트로 만드는 디핑 소스, 당분이 적어서 다이어트 샐러드 드레싱으로도 손색이 없고 과일 샐러드를 만들 때도 마요네즈 대용으로 쓸 수 있는 기특한 녀석.

맛 평가 🍴

Alice 꿀을 넣으니 달달하고, 과일 샐러드와도 잘 어우러지는 맛!

Stephanie 정말로 취향 저격. 소스가 과일과 채소의 신선한 맛을 배가시켜 준다!

Sunny 정말 깔끔한 맛이 난다. 특히 사과와 너무 잘 어울려.

168

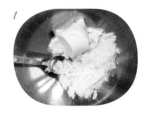

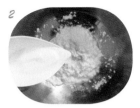

1

연두부를 으깨 줍니다. 체에 받쳐 으깨면 더 곱게 으깨집 니다.

2

으깬 연두부에 요거트를 함께 섞고, 꿀 1스푼과 레몬즙을 넣어 한 번 더 섞어 줍니다.

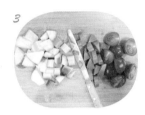

3

기호에 따라 사과, 오이, 당 근, 방울토마토를 썰어서 두 부 요거트 디핑 소스와 버무 려도 좋습니다.

(카나페 소스로도 활용할 수 있습니다.)

메뉴의 장점

✓ 불을 사용하지 않으며 조리 방법이 간편합니다.

✓ 일반 마요네즈 드레싱과 칼로리를 비교했을 때 25퍼센트 정도 줄일 수 있어요.

✓ 지방이나 당류는 적고 고소한 맛은 살린 드레싱입니다.

영양 성분 분석

	열량(kcal)	탄수화물(g)	단백질(g)	지방(g)	식이섬유(g)	나트륨(mg)
1회분*	50.5	10	6.6	4.3	0	110
1회분**	131	22.2	7.9	4.5	2.1	113.2

* 연두부20g, 요거트30g, 꿀 5g 기준

** 사과50g, 오이10g, 당근10g, 방울토마토 20g 포함 기준

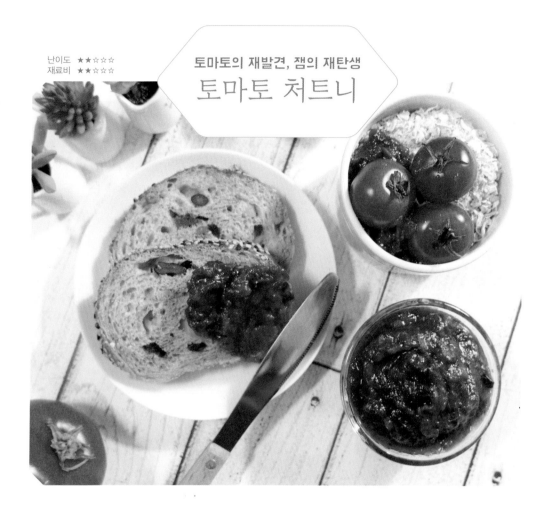

난이도 ★★☆☆☆
재료비 ★★☆☆☆

토마토의 재발견, 잼의 재탄생
토마토 처트니

필요한 재료 🏷️

토마토 400g
프룬 20g
양파 100g
올리고당 70g
레몬 1/2개(즙용)
종이컵 2컵

나초와 함께 먹어도 좋고, 잡곡 식빵에 잼 대용으로 발라 먹어도 좋다! 건강한 토마토의 새로운 변신을 소개합니다.

맛 평가 🍴

Alice 잡곡 식빵에 발라서 먹으니, 프룬의 식감도 잘 사는 것 같아!

Stephanie 토마토가 잼이 될 수 있으리라 생각지 못했고 된다고 해도 당연히 맛이 없을 줄 알았는데……반전이군.

Alice's mom 단맛이 적어서, 담백하게 먹기에 좋겠다.

조리 순서

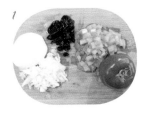

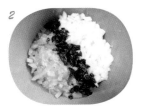

1
토마토, 양파, 프룬을 모두 잘게 다져 줍니다.

2
토마토와 양파, 프룬을 냄비에 넣고 약한 불에 볶아 줍니다.

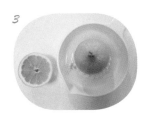

3
어느 정도 끓어오르기 시작하면 물 2컵을 넣고 끓이다가 레몬즙 3스푼, 올리고당 3스푼을 넣고 저어 줍니다. 중간 중간 눌어붙지 않게 저어 주며, 올리고당 3스푼을 더 넣고 약한 불에서 끓여 줍니다. 수분이 없어 자박자박해지고, 잼의 질감이 될 때까지 졸인 다음 식혀서 통에 담아 보관합니다.

메뉴의 장점

✓ 설탕 대신 올리고당을 사용한 덕에 시중에서 판매되는 잼보다 당도를 약 절반가량 줄였어요.
✓ 냉장 보관한다면 보존 기간이 길어 두고두고 먹을 수 있어요.

영양 성분 분석

	열량(kcal)	탄수화물(g)	단백질(g)	지방(g)	식이섬유(g)	나트륨(mg)
1회분*	43.8	11.5	1.0	0.1	12.3	6.9
1회분**	168.8	23.5	3.6	0.1	14.2	134

* 토마토 30g, 양파 8g, 프룬4g, 올리고당 8g, 레몬즙 5g 기준
** 잡곡 식빵 1쪽 포함 기준

🍴

운동 전과 후에는 어떻게 먹죠?

운동 전에 밥을 먹어도 되는지, 공복에 운동하는 것이 다이어트에 도움이 되는지, 근육을 키우려면 혹은 체중 감량을 위해서는 운동 전후로 무엇을 챙겨 먹으면 좋은지 등…… 운동에 관한 식이 요법이 궁금했다면 여기서 해답을 얻고 갈 수 있을 거예요. 운동의 초점이 체지방 분해와 근력 증가 중 어디에 더 맞춰져 있는가에 따라 방법이 달라져요. 왜냐, 운동 전후에 먹는 탄수화물과 단백질의 기능이 각기 다르거든요.

운동 전후 탄수화물/단백질의 영양

운동 전 '탄수화물'의 영향	운동 전 '단백질'의 영향
근육과 간에 글리코겐을 짱짱하게 채워 줄 수 있어요. 특히 탄수화물은 근력 운동 시 많이 필요해요. 그래서 운동 전 탄수화물 섭취는 근력 운동의 효율을 높여 줘요. 즉, 높은 중량을 드는 데 도움이 되고 운동 중 피로감을 더디게 느끼게 하죠. 즉, 운동 전 약간의 탄수화물은 운동을 즐기기 위한 필수 요건!	운동 중 발생하는 근육 손실을 예방해 줍니다. 고강도 운동을 하면 미세하게 근육들이 손상되고 단백질들이 유리되기 쉬운데 이때 혈중 아미노산들이 빵빵하게 채워져 있다면 근육으로부터 단백질이 소실되는 현상을 막을 수 있어요. 또 근육이 자극받아 합성되는 위치에는 빠르게 아미노산을 공급해 줘요.
운동 후 '탄수화물'의 영향	운동 후 '단백질'의 영향
운동이 끝난 후, 탈탈 털린 글리코겐을 보충해 줘요. 운동은 끝났어도 높아져 있는 신진 대사가 계속해서 추가적인 열량을 소모하는데 이때, 단백질이 소모되지 않도록 도와줘요. 주의할 점은 근육 소모뿐 아니라 체지방 소모도 막을 수 있으니 운동 목적이 무엇이냐에 따라 고민이 필요한 부분이에요.	근육 형성은 운동이 끝난 후에 지속적으로 일어나는데 이때 필요한 단백질을 보충해 줘요. 그렇다면 탄수화물과 마찬가지로 먹으면 체지방 분해를 더디게 하지 않을까 궁금하실 텐데요. 우리 몸은 에너지를 사용할 때 단백질보다는 지방을 먼저 사용하니 운동 후 단백질 섭취가 체지방 분해를 막을 거라는 걱정은 안 해도 된답니다.

체지방 감량에 초점이 맞춰져 있다면

운동 전

탄수화물	단백질
△ 꿀 한 스푼 or 바나나 작은 것 하나	△ 저지방 우유 200ml or 계란 흰자 2개

<table>
<tr><td colspan="2" align="center">운동 후</td></tr>
</table>

탄수화물	단백질
X	○ 계란 흰자 2~3개 or 닭가슴살 1덩이(100g)

근력 증가에 초점이 맞춰져 있다면

운동 전

탄수화물	단백질
○ 바나나 1개 or 오렌지 주스 200ml	○ 저지방 우유 300ml or 계란 흰자 3개

운동 후

탄수화물	단백질
△ 꿀 두 스푼	○ 계란 흰자 3개 or 닭가슴살 1덩이(100g)

불론, 밥을 거하게 먹고서 이것들을 또 챙겨 먹으라는 이야기는 아니에요. 하루에 먹을 음식의 양이 '10'이라면 아침, 점심, 저녁 식사 때는 '8'정도만 먹고, 나머지 '2'를 제안해 준 음식으로 먹는다고 생각해야 해요.

만약, 식사 끝나고 나서 1시간 이내로 운동을 하게 된다면? 별도로 식사를 챙기지 않고 곧장 운동에 돌입해도 좋아요. 몸은 이미 영양소들로 꽉 차 있을 테니까요.

자, 그럼 여기서 문제! 공복에 하는 운동은 어떨까요? 살을 빼는 데 효과적일까요? 공복이라 하면 밥을 먹은 지 꽤 시간이 흐른 뒤라 몸에 저장되어 있던 탄수화물이 거의 바닥난 상태일 거예요. 그럼 이 때 운동하면 체지방부터 빨리 사용하지 않을까요? 탄수화물이 없으니 체지방이라도 써야 하니까요.

그래서 정답은 '공복 시 체지방이 연소될 확률은 확실히 높아진다'예요. 하지만 그것이 다라면 굳이 운동 전에 무언가를 챙겨 먹으라는 조언은 하지 않았겠죠?

공복 운동의 문제점

공복 운동에는 다음과 같은 두 가지 문제점이 있어요.

첫 번째, 혈당이 떨어진 상태로 운동을 하기 시작하면 어지럽거나 힘이 나지 않아 운동 효율이 떨어져요. 그럼 계획한 운동을 끝내기도 전에 그만둘 수 있고 그런 무기력함을 자주 느끼다 보면 운동이 싫어지겠죠?

두 번째, 저혈당 상태가 오래되면 들어오는 음식물을 체지방으로 전환시킬 확률이 높아져요. 급작스럽게 높아지는 혈당에 의해 분비되는 과량의 인슐린은 탄수화물을 지방으로 전환시키거든요.

그렇기 때문에 저는 '먹고 운동하는 편'을 추천해요. 공복 시 운동은 뚜렷한 효과를 보장하기도 어려울뿐더러, 운동은 최대한 즐겁게 해야 한다고 생각하거든요.

끝으로 '나는 바나나고 계란이고 운동 전에 뭘 먹으면 속이 울렁거려서 운동을 못한다' 하는 분들은 최소 한 시간 전에는 식사를 마치고 운동 20~30분 전에 우유나 꿀물 정도만 섭취하는 것도 괜찮답니다!

THANKS TO

《홈푸드 다이어트》 출간에
도움을 주신 분들

Alice 책의 간식 레시피와 모든 요리의 영양 성분 분석을 해 주신 영양사님.

Mommy 딸이 한 요리라면 맛없던 것도 맛있어지는 기적의 미각 소유자.

Daddy 자극적인 맛을 좋아하는 김치찌개의 달인. 내 소울 푸드를 김치찌개로 만들어
주신 분.

Sunny 은근 까다로운 입맛이지만, 본인은 특별히 가리는 음식이 없다고 한다.

Catherine 잘 먹고 많이 먹는 것이 예쁨. 미식가 남편 덕분에 하루하루 사이즈를 키워
가고 있다.

Paul 음식을 맛있게 만드는 재주가 있고 그래서 평가도 까다롭다.

Daniel 과식을 일삼는 30대 배불뚝이. 집에서 해 먹는 요리에 로망이 있는 사랑스러
운 남자.

Claire 살찌는 음식은 다 좋아하는데 이상하게 살이 안 찜. 맛있는 음식 앞에서 지나
친 애교를 발사한다.

Sue 무엇이든 다 좋아하고 다 잘 먹는다. 그래서인지 다이어트에 대한 고민이 많다.

Phillip 함께 일했던 스마트한 개발자. 하지만 밥 먹을 때는 자타 공인 초딩 입맛.

영양사 Stephanie의 맛있게 배부른 다이어트 레시피

홈푸드 다이어트

초판 1쇄 인쇄 2018년 7월 25일
초판 1쇄 발행 2018년 8월 1일

지은이 Stephanie LEE

펴낸이 박세현
펴낸곳 팬덤북스

기획위원 김정대·김종선·김옥림
기획편집 이선희
편집 김종훈
디자인 심지유
마케팅 전창열

주소 (우)14557 경기도 부천시 원미구 부천로 198번길 18 202동 1104호
전화 070-8821-4312 | **팩스** 02-6008-4318
이메일 fandombooks@naver.com
블로그 http://blog.naver.com/fandombooks

등록번호 제25100-2010-154호

ISBN 979-11-6169-052-0 13510